Natürliche Hautpflege für Babys und Kinder

Martina Gebhardt

Natürliche Hautpflege
für Babys und Kinder

- Rezepte zum Selbermachen
- Aromatherapie
- Massage

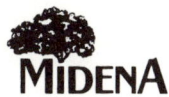

MIDENA

Die Autorin:
Martina Gebhardt ist eine erfahrene Herstellerin auf dem Gebiet
der Naturkosmetik und seit vielen Jahren Geschäftsführerin
eines Naturkosmetikladens.

Die Deutsche Bibliothek – CIP-Einheitsaufnahme

Gebhardt, Martina:
Natürliche Hautpflege für Babys und Kinder : Rezepte zum
Selbermachen ; Aromatherapie ; Massage / Martina Gebhardt.
– Augsburg : Midena, 1997

ISBN 3-310-00257-8

Midena Verlag, Augsburg
© 1997 Weltbild Verlag GmbH, Augsburg
Alle Rechte vorbehalten

Redaktion: Franz Leipold
Fotos: Anselm Spring
Umschlaggestaltung: Steinkaemper/Lohmann, Igling
Umschlagfotos: Image Bank/Peter Grumann (Titelbild und
    Rückseite), Gerd Weissing (seitliche Abbildung)
Satz: Gesetzt aus der 10/14 P. Stone Serif von Marion Kraus,
    Midena Verlag
Druck und Bindung: Presse Druck, Augsburg
Printed in Germany

ISBN 3-310-00257-8

Inhalt

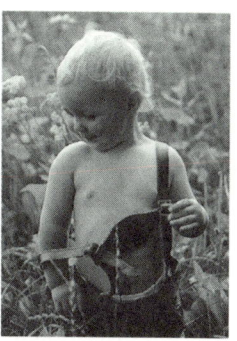

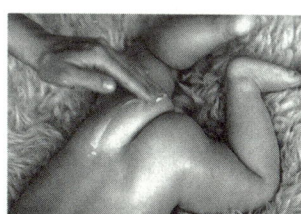

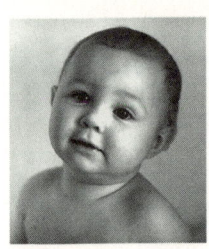

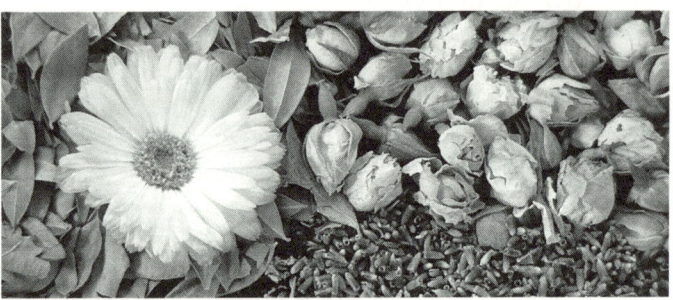

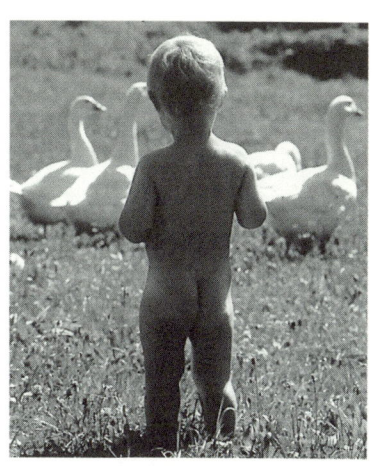

Vorwort

Die frischgebackene Mutter verläßt die Entbindungsklinik meist mit einem Sack voll Empfehlungen von wohlmeinenden Hebammen und Säuglingsschwestern und mit einer Tüte voll Pröbchen von Cremes und Ölen der führenden Babypflegemarken.

In den Begleitbroschüren erfährt sie dann, daß die zarte Babyhaut von nun an täglich mit diesem oder jenem behandelt werden muß. »Je mehr, desto besser « denkt sich der Kosmetikhersteller und reibt sich über die florierenden Geschäfte die Hände.

Man könnte fast glauben, ein Baby ohne Creme ist nicht lebensfähig. »Natürlich ist alles Bio«, wird der verunsicherten Mutter erklärt, und »selbstverständlich ohne Konservierungsmittel«.

Wie rein die Weste der Kosmetikhersteller wirklich ist, kann der interessierte Verbraucher in den diversen Testzeitschriften nachlesen. Da werden dann statt der rein pflanzlichen Öle überwiegend **Paraffine** und **Vaseline** (also mineralische Öle) gefunden, welche die Haut mit einem luftdichten Film überziehen und damit den natürlichen Stoffwechsel beeinträchtigen. Oder die Pflegemittel enthalten allergieauslösende und krebsverdächtige Konservierungsmittel, wie **Formaldehyd** und diverse Verbindungen davon.

Fest steht, daß Babys zuviel gebadet, gecremt, gepudert und geölt werden, und das beginnt schon kurz nach der Geburt.

Schuld daran sind nicht nur die Kosmetikhersteller, die oft verantwortungslos Produkte für die Babypflege anbieten, die erstens überflüssig sind und zweitens die Haut sogar langfristig schädigen können; Schuld daran haben auch die Eltern, die sich das perfekte Baby aus der Werbung oder einer Elternzeitschrift wünschen.

Das betrifft natürlich nicht nur das Baby- und Kleinkindalter. In der Regel fängt die Geschenkartikelindustrie das im Schulkindalter entstehende Loch auf, indem sie z.B. nette kleine Kosmetikköfferchen in knallbunter Ausstattung oder Kinderparfüms auf den Markt bringt, die mit hautgefährdenden Stoffen nur so gespickt sind.

Als Herstellerin von naturkosmetischen Produkten muß ich mich ständig mit dem Thema »Haut« auseinandersetzen. Dabei konnte ich häufig beobachten, daß viele Hautprobleme, die sich manchmal erst zu einem späteren Zeitpunkt bemerkbar machen, auf eine falsche Behandlung der Haut im Baby- oder Kleinkindalter zurückzuführen sind.

Es ist mir deshalb in diesem Buch ein Anliegen, alle, die mit der Baby- und Kinderpflege betraut sind, vor einer »Überpflegung« der Haut zu warnen. Dagegen möchte ich mit sinnvollen Alternativen aufwarten und den jungen Müttern und Vätern Mut machen, sich auch selbst an die Herstellung von natürlichen Babypflegeprodukten heranzuwagen.

Rott, im Herbst 1996
Martina Gebhardt

1. Funktionen der Haut

Um die in diesem Buch beschriebenen Pflegehinweise verständlich zu machen, muß ich ein wenig ausholen und Ihnen zuerst die wichtigsten physiologischen Eigenschaften unseres größten Organes – der Haut – nahebringen.

Aufbau der Haut

Die Haut besteht aus drei verschiedenen Schichten:
- Oberhaut (Epidermis)
- Lederhaut (auch Corium oder Dermis genannt)
- Unterhaut (auch Subcutis oder Hypodermis genannt)

Als Haut in engerem Sinne (Cutis) versteht man Oberhaut und Lederhaut.

Die **Oberhaut** setzt sich aus über 20 verschiedenen Zelltypen zusammen. Viele kleine Hornhautplättchen sind übereinandergeschichtet, die sich in einem Rhythmus von 29 Tagen (ein Mondzyklus!) komplett erneuern; sie wachsen ständig an der Basis, der Basalzellschicht, neu heran. Hier wird auch Melanin gebildet, das gefährliche UV-Strahlen filtert und unsere Hautbräunung bestimmt. Im Rahmen der Erneuerung der Hautzellen werden die äußersten Hornplättchen laufend abgestoßen. Selten erreichen sie eine Größe, die mit bloßem Auge noch sichtbar ist.

Zwischen den Hornplättchen befindet sich der Hydro-lipidmantel, eine Emulsion von Hautfett und Schweiß, der eine ungemein große Rolle für die Schutzfunktionen der Haut spielt. Erstens ist er in der Lage, Schweiß und vom Körper als Müll deklarierte Stoffe, die nicht über die Ausscheidungsorgane entsorgt werden konnten, hinaus-zubefördern; zweitens verhindert er, daß unliebsame Stoffe – und dazu gehören auch Krankheitserreger wie zum Beispiel Bakterien – in die empfindlichen Schichten der Haut geraten können. Drittens reguliert er den Feuchtig-keitsgehalt der Haut; er schützt vor Austrocknung und erhält die Geschmeidigkeit.

Der Hydrolipid-mantel hält Fremdstoffe ab und schützt vor Austrocknung.

Die **Lederhaut** ist aus zwei Schichten aufgebaut: der Papillarschicht als Grenze zur Oberhaut und der Netz-schicht, die für die Elastizität der Haut wichtig ist. In der Lederhaut sind die Haare verankert mit angeschlossenen Talgdrüsen, die das Haar fetten, weiterhin Blutgefäße, Lymphgefäße und eine Vielzahl von verschiedenen Ner-ven und Nervenendigungen, die das Empfinden von Druck, Schmerz, Berührung, Wärme und Kälte umsetzen. Die Lederhaut versorgt die Oberhaut mit wichtigen Nährstoffen.

Die **Unterhaut** besteht überwiegend aus Bindegewebe und kleinen übereinanderlappenden Fettpölsterchen, die eine wichtige Rolle als Wärme- und Kälteschutz spielen. In ihr befinden sich auch die Schweißdrüsen.

Bei Babys ist die Unterhaut überproportional entwickelt; sie bildet den »Babyspeck«, der die noch fehlende Wärme-regulation durch eine körpereigene Isolierung ersetzt.

Der Babyspeck ist wichtig für den Kälteschutz.

Da es natürlich leicht passieren kann, daß die Haut verletzt wird, hat die Natur ein sinnvolles Mehrfachsicherheits-system eingebaut. Dazu gehört zum einen die Hautbar-riere, die unter der Epidermis liegt und die gefäßführende Hautschicht darunter schützt. Wenn die Hautbarriere verletzt wurde und rote Blutkörperchen austreten können, wird zudem die körpereigene Polizei, die weißen Blutkörperchen, aktiviert. Diese stürzen sich auf alle Eindringlinge, um sie mit ihren Freßzellen zu vernichten.

Diese kleine Exkursion soll verständlich machen, warum es so wichtig ist, die äußere Hautschicht, auf die wir durch die Körperpflege Einfluß nehmen können, gesund und in ihrem Gleichgewicht zu erhalten.

Natürliche Pflege – was braucht die gesunde Babyhaut?

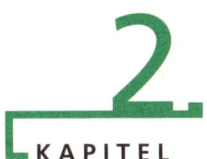

KAPITEL 2

Das Neugeborene kommt mit dem idealen Hautschutz auf die Welt, der sogenannten Käseschmiere. Weil sie dementsprechend riecht – also etwas säuerlich – und die Haut nicht so sauber aussieht, wird das Baby zur Begrüßung erst einmal gebadet und von seiner natürlichen Babyschutzcreme befreit.

Die Haut »bedankt« sich bald mit schuppiger und trockener Oberfläche, der dann mit Cremes und Ölen abgeholfen werden soll.

> **Tip**
>
> Bitten Sie Ihre Hebamme, darauf zu achten, daß Ihrem Baby die Käseschmiere nicht ganz entfernt wird.

Es hat sich gezeigt, daß diese Babys viel seltener von Hautproblemen und Allergien befallen werden als die »gründlich Gewaschenen«.

Glücklicherweise hat sich dies in den meisten Entbindungskliniken schon herumgesprochen, doch gehen Sie sicher, indem Sie diesen Punkt vor der Geburt mit Ihrer Hebamme abklären.

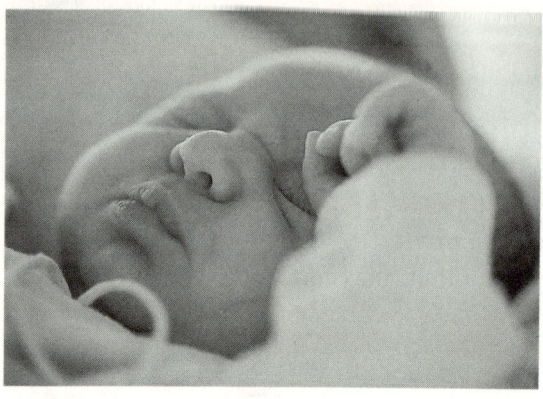

Die beste Babykosmetik, besonders in den ersten Tagen, sind die liebevollen zärtlichen Hände der Eltern, die seine Haut sanft streicheln und berühren. Die Haut nimmt für das Baby einen ganz besonderen Stellenwert ein, denn es erfährt seine Umwelt hauptsächlich über den Tastsinn.

In den ersten Lebensmonaten erfährt das Baby seine Umwelt hauptsächlich über den Tastsinn.

Bei unseren tierischen Vettern, den Affen, aber auch in vielen »primitiven« Kulturen hat das Baby ständigen **Hautkontakt** zur Mutter. Auf diese Weise wird es meiner Meinung nach emotional besonders gefördert, was sich in seinem späteren Leben in einer stabilen psychischen Konstitution ausdrücken wird.

Als ich meinem Sohn nach der Entbindung, leider durch Kaiserschnitt, in den Arm bekam, war er bereits komplett angezogen. Ich konnte gerade seine kleinen Händchen und seinen Kopf berühren, und ich weiß noch, wie sehr ich mich danach gesehnt hatte, seinen zarten Körper an meine nackte Haut zu legen. Durch die Operation war ich auch in den ersten Tagen nicht in der Lage, mein Kind selbst zu wickeln und ihm einen engeren Haut-zu-Haut-Kontakt möglich zu machen. Ich konnte es kaum erwarten, nach Hause zu kommen, um dies ausführlich nachzuholen.

Ich bin sicher, jede Mutter wird mir zustimmen, welch wunderbar sinnliches Erlebnis es ist, mit den Händen über diese unglaublich zarte, warme und weiche Haut zu streichen, zu spüren, wie der Puls schlägt und das Herz klopft. Über die Haut bauen Mutter und Kind die innigste Brücke auf, eine Kommunikationsform, die später nie mehr so intensiv und selbstverständlich sein wird.

Gerade bei der Körperpflege bietet es sich an, diesen – von manchen Eltern als notwendiges Übel akzeptierten – Akt zu einem sinnlichen Erlebnis für beide zu gestalten. Ich gebe zu, auch ich habe manchmal im Stillen geflucht:»Oh, je, jetzt hat er schon wieder die Windel voll«, aber sobald die Prozedur des Auskleidens überstanden und der Po gesäubert war, dann wurde ausgiebigst unter der wärmenden Infrarotlampe gestreichelt, geknuddelt, massiert und geschmust.

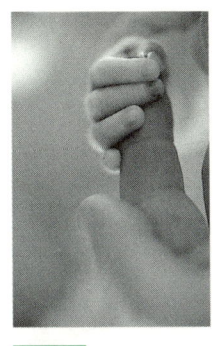

Die Stunden der Körperpflege waren oft die schönsten und innigsten in den ersten Monaten. Da mein Sohn schon früh einen starken Bewegungsdrang entwickelte und die Wickelkommode mir zu gefährlich wurde, verlagerte ich das Windelwechseln und die damit verbundenen Streicheleinheiten einfach auf den Badezimmerboden.

Körperkontakt zwischen Mutter und Kind ist die innigste Form menschlicher Verständigung.

Hier war es gemütlich warm, um nackig zu strampeln und sich zu bewegen. Als Wickelunterlage diente ein flaches Polster, das ich direkt auf den Boden legte und mit einem frischen Handtuch abdeckte.

Unterstützende Pflegemaßnahmen

Grundsätzlich gilt

Die Haut des Menschen ist – vorausgesetzt sie ist gesund – von Geburt an in der Lage, ihre (Schutz-) Funktionen voll zu übernehmen.

Doch die modernen Errungenschaften des Menschen haben vor allem in der sogenannten Industriegesellschaft manche unliebsame Konsequenz für die Gesundheit unserer Haut nach sich gezogen.

Vor allem die praktische **Einwegwindel** mit einem luftdichten Auslaufschutz bewirkt, daß die Haut im Windelbereich nicht mehr atmen kann. Es entsteht ein ideales Milieu für Pilze, vor allem Hefen, und andere Keime, die sich rasch vermehren und das Wundsein fördern.

Die **trockene Luft** in den im Winter häufig überheizten Räumen, aber auch die »frische Luft« von draußen ist in dichter besiedelten Wohngebieten oft derart mit Schadstoffen belastet, daß zum Schutz der Haut entsprechende pflegende Maßnahmen ergriffen werden müssen. Nicht zuletzt ist auch das erweiterte Angebot an Babynahrung (z.B. Südfrüchte) Anlaß für Unverträglichkeiten, die sich meist über die Haut äußern.

Cremen, ölen, pudern?

Als Standardausrüstung zur Babypflege werden in der Regel ein Öl, eine Nässeschutzcreme, eine Hautpflegecreme und Babypuder für den Windelbereich aufgeführt.

Des weiteren ein Shampoo, Babyseife, Wundcreme, Badezusätze, Baby-Hygienetücher, spezielle Reinigungstücher, Körperlotion und und und... Den Vorstellungen der Babypflegehersteller sind keine Grenzen gesetzt.

Im folgenden möchte ich Sie über sinnvolle, überflüssige und sogar gesundheitsschädigende **Babypflege** informieren und Sie dazu ermuntern, sich die benötigten Produkte selbst herzustellen. Denn nur so wissen Sie ganz sicher, was in der Creme oder in dem Öl wirklich drinnen ist.

Sie werden sich vielleicht beim Lesen der nun folgenden Beschreibungen wundern, warum ich als Herstellerin von Babypflegemitteln und Naturkosmetik die Devise vertrete:

Tip

»Wenig ist Mehr.«

Seit 15 Jahren arbeite ich bereits mit dem Thema Hautpflege, und ich habe immer wieder festgestellt, daß eine sparsam dosierte und natürliche Kosmetik (in diesem Fall auch die Babypflege) die Haut in ihrem Gleichgewicht erhält. So werden die besten Voraussetzungen geschaffen, um **Selbstheilungskräfte** zu aktivieren, falls dies durch gesundheitliche Störungen oder äußere Einflüsse, wie z.B. Verletzungen, notwendig werden könnte.

Beachten Sie

Häufig wird jedoch der Fehler gemacht, daß die Haut viel zuviel »verwöhnt« wird – mit welchen Pflegesubstanzen auch immer. Das gilt nicht nur für uns Erwachsene, sondern ganz besonders für Babys und Kinder. Die Haut darf keinesfalls in ihrem natürlichen Gleichgewicht gestört werden, da dies langfristig zu anhaltenden Hautschädigungen führen kann.

In einem Produkt stimme ich der obigen Einleitung über die Standardausrüstung bei, und das betrifft die **Babyschutzcreme.** Darunter versteht man in der Regel eine Creme, die im Windelbereich aufgetragen wird und die Haut vor der Dauereinwirkung von Nässe (Urin) schützen soll. Oft befinden sich in ihr auch noch wundheilende Substanzen, dann könnte man sie auch als **Wundcreme** bezeichnen und im Handel beziehen. Unter einer Babyschutzcreme kann man aber auch eine Hautcreme für Wind und Wetter verstehen, die einen leichten UV-Schutz besitzt.

Um das richtige Produkt für die Bedürfnisse Ihres Babys zu finden, wäre es nun hilfreich, anhand einer Volldeklaration der Inhaltsstoffe der Creme – sofern sie vorhanden sind (s. auch das Kapitel »Einkauftips«, Seite 116ff.) – die Wirkungen und möglichen Nebenwirkungen zu entschlüsseln.

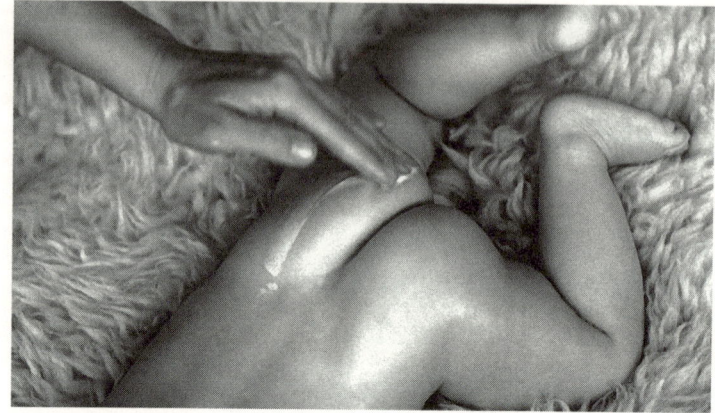

Solange Ihr Baby Windeln trägt, braucht es eine Schutzcreme für seinen Po.

Vor nur wenigen Jahrzehnten war es noch ganz einfach mit der Auswahl, denn da gab es nur Penatencreme und Babypuder. Vom Puder ist man heute wieder abgekommen, aber eine Schutzcreme für den Po wird, solange das Baby Windeln benötigt, nie aus der Mode kommen. Ein wesentlicher Bestandteil der so erfolgreichen Penatencreme ist ein Rohstoff, der in der Hautpflege eine jahrtausende alte Tradition besitzt: das **Wollwachs**, manchmal auch Wollfett oder Lanolin genannt.

Wollwachs

Zuerst einmal etwas über die Verwendung von **Wollwachs** und warum es bevorzugt in Babycremes eingesetzt wird. Dieses Wachs ähnelt in seiner Zusammensetzung sehr unserem eigenen natürlichen Hautfett und ganz besonders der Käseschmiere bei Neugeborenen.

Beachten Sie

Wollwachs besitzt einen hohen Anteil an Cholesterin und Lecithin und übernimmt in der Haut die Aufgabe eines Emulgators, das heißt, daß es unser natürliches Hautfett mit Feuchtigkeit (Schweiß oder auch Feuchtigkeit von außen) verbindet.

Diese Mischung ist der bereits erwähnte Hydrolipidmantel der Haut, der besonders wichtig ist, um die empfindlicheren, tieferen Hautschichten vor dem Eindringen unerwünschter Stoffe und Bakterien zu schützen.

Für Wollwachs gilt somit:
- Zum einen haben wir so etwas ähnliches wie Wollwachs auch in unserer Haut – das macht diesen Rohstoff so besonders hautfreundlich.
- Zum anderen ist Wollwachs ein Emulgator. In jeder Creme, die aus einem Fettanteil und aus einem Wasseranteil besteht, ist immer ein Emulgator, sonst könnten sich diese beiden Teile nicht verbinden.

Beachten Sie

Die Kosmetikindustrie bedient sich zur Cremeherstellung einer ganzen Reihe von synthetischen Emulgatoren, die häufig die Haut austrocknen, aber auch **Auslöser von allergischen Reaktionen** sein können.

In der Naturkosmetik hat Wollwachs wegen seiner emulgierenden Eigenschaften schon lange einen festen Platz; außerdem ist es ein besonders hautfreundlicher Wirkstoff, der gerade bei trockener, spröder und rissiger Haut fast Wunder vollbringen kann.

Übrigens ist Wollwachs die älteste bekannte Salbengrundlage. Es wurde bereits im alten Ägypten eingesetzt, was Archäologen mit dem Fund von »Cleopatras« Salbenkruken bewiesen. Also ein altbewährtes Schönheitsmittel!

Wie wird Wollwachs gewonnen?

Es entsteht in den Talgdrüsen von Schafen, die am Haaransatz des Wollkleides sitzen. Wollwachs umhüllt jedes einzelne Haar als Schutz gegen Nässe, aber auch gegen UV-Licht und gegen Austrocknung der Wolle.

Wollwachs ist ein attraktives Nebenprodukt aus der Wollgewinnung. In der Regel werden die Schafe einmal im Jahr geschoren. Bevor die Wolle weiterverarbeitet wird, muß sie gewaschen werden. Da das Wollwachs mit Hilfe des Waschmittels überwiegend entfernt wurde, finden wir es nun in einer Brühe von Wasser, Waschmittel und unappetitlichen »natürlichen Verschmutzungen«.

Um das reine Wollwachs herauszufiltern, ist einiger technischer Aufwand nötig. Gute Qualität ist so sauber, daß selbst der Geruch kaum mehr an ein Schaf erinnert. Nur diese Qualität wird in der Kosmetik oder Pharmazie eingesetzt.

Nun kommt jedoch ein Pferdefuß, der in den Medien vor mehreren Jahren zu kontroversen Diskussionen Anlaß gab: Manch ein Schafzüchter behandelt seine Schafe – der höheren Ausbeute an Wolle wegen – mit Insektiziden. Diese finden sich natürlich auch in der Wolle und damit im Wollwachs wieder, das zur Herstellung von kosmetischen Erzeugnissen verwendet wird. Das war bis vor wenigen Jahren ein großes Problem, bis es einer Firma in England durch eine Verfeinerung der Reinigungstechnik gelang, pestizidfreies Wollwachs zu produzieren.

Wollwachs ist heute frei von Pestiziden.

Die Verbraucher jedoch wurden nachhaltig verunsichert, und es wird noch eine Weile dauern, bis der hervorragende Ruf dieses Rohstoffes für die Kosmetik und vor allem für die Baby- und Kinderpflege wiederhergestellt ist.

Tip

Wollwachs ist besonders für die Babypflege sehr zu empfehlen, denn kein anderer Rohstoff verbindet in so idealer Weise Hautfreundlichkeit, Schutzfunktion, Wirksamkeit und technische Notwendigkeit als Emulgator in einem.

Kehren wir wieder zur sanften Behandlung von Babys zarter Haut zurück. Haben Sie nun die Creme Ihrer Wahl zur Hand, dann sollte diese möglichst sparsam gut in die Haut einmassiert werden. Das gilt übrigens nicht nur für Babycremes, denn durch das Massieren wird die Durchblutung angeregt, und das steigert wiederum die Fähigkeit der Haut, die Wirkstoffe aufzunehmen.

Tip

Verwenden Sie bitte keinen Puder! Puder würde sich nur zusammen mit dem Urin in der Windel krümeln und dadurch Hautreizungen verursachen.

Wind- und Wetterschutz

Ab wann ein Baby Wind und Wetter ausgesetzt werden kann, hängt allein von seinem Allgemeinbefinden und seiner Konstitution ab. Bei einem gesunden Baby können Sie bereits wenige Tage nach der Geburt auch in der kälteren Jahreszeit mit den ersten Ausfahrten beginnen. Es versteht sich von selbst, daß bei einer rauhen Witterung der Spaziergang nicht allzulange ausgedehnt wird.

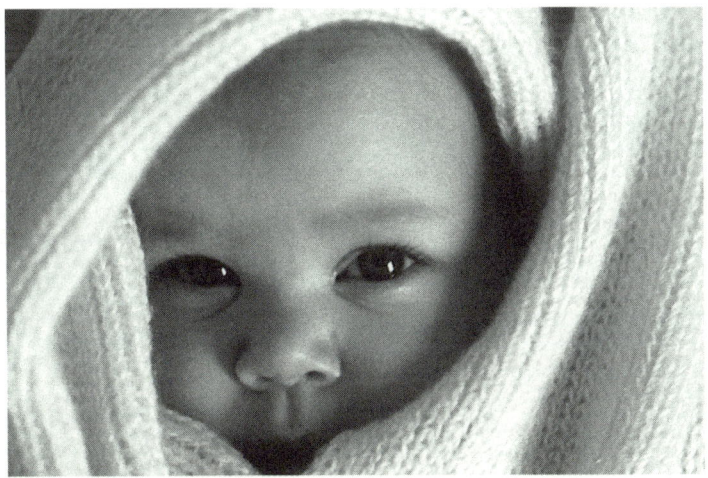

Frische Luft ist gut für Ihr Baby; aber achten Sie darauf, daß es warm genug eingepackt ist.

Tip

> Da die Haut noch sehr kälteempfindlich ist, sollten Sie Gesicht und Hände mit einer fetthaltigen Creme schützen. Fett dient als **Kältepuffer** und verhindert bei kaltem Wind, daß die Haut spröde und trocken wird.

Doch nicht nur bei Babys ist eine Schutzcreme gegen Kälte sinnvoll, dies gilt für alle Altersstufen. Besonders bei sehr zarter Haut kann durch Kälteeinwirkung Couperose entstehen, eine dauerhafte Rötung der Wangen durch erweiterte Äderchen unter der Haut.

Die Sonne – Gift und Heilmittel für die Haut

Babys (besonders von sehr hellhäutigen Eltern) haben in den ersten Lebensmonaten noch keinen eigenen Sonnenschutz, das heißt, daß in der Haut noch nicht ausreichend Melanin gebildet wird. Deshalb darf ihre Haut in dieser Zeit nie, vor allem im Sommer nicht, der prallen (Mittags-)Sonne ausgesetzt sein. Selbst im Schatten darf das Baby an heißen Tagen in der Mittagszeit nur für kurze Zeit an die Sonne, da die UV-Strahlung noch zu hoch ist und die empfindliche Babyhaut schädigen kann.

Beachten Sie

> Grundsätzlich soll die Haut, egal ob bei Erwachsenen oder Kindern, langsam an die Sonne gewöhnt werden.

Und das immer wieder von neuem, denn der natürliche Eigenschutz der Haut, die Hautbräune, hält bei hellhäutigen Menschen nicht an, sondern bildet sich innerhalb weniger Wochen wieder zurück.

Der Griff zu Sonnenschutzmitteln sollte nur eine Ausnahme sein, denn diese verhindern die Bildung des

Melanins. Wenn Sie ein Sonnenschutz- mittel verwenden müssen, dann achten Sie darauf, daß es sich dabei um einen **natürlichen Sonnenschutz** handelt. Einige pflanzlichen Öle, wie z.B. Se- samöl, Haselnußöl, Kukuinußöl, Oli- venöl und Karotinöl weisen einen Sonnenschutzfaktor (SSF) von 4 bis 5 auf. Einen höheren Schutzfaktor er- reicht man nur durch Hinzufügen syn- thetischer Zusätze (von denen ich unbedingt abrate) oder mit Pigmenten wie Titandioxid oder speziellen Erden.

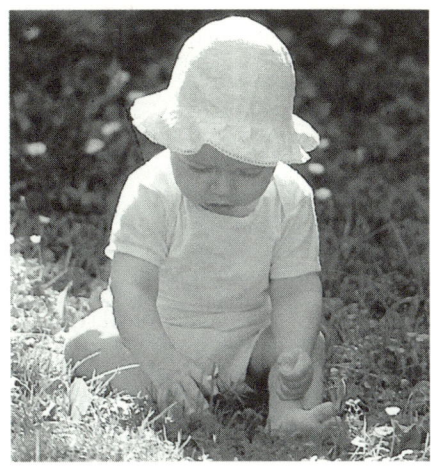

Pigmente können den SSF auf 6 erhöhen, haben aber den Nachteil, daß sie die Poren verstopfen und gerade dann, wenn es heiß ist, den Schweißfluß behindern. Hautirrita- tionen sind dabei die Folge.

Sorgen Sie dafür, daß Ihr Kind immer aus- reichend vor der Sonne geschützt ist.

Im Sommer ist es eine Lieblingsbeschäftigung unserer Kinder, im oder am Wasser, sei es am Meer, am See oder im Plantschbecken, stundenlang zu spielen. Das Vergnügen sollten Sie Ihrem Kind nicht nehmen, aber achten Sie dar- auf, daß es Schatten hat und ein Babyhütchen trägt, das die empfindliche Gesichtshaut vor der direkten Sonne schützt. Sonnenschutzmittel gibt es auch in wasserfester Ausführung; sie sind beim Planschen angebracht.

Doch ein **Sonnenbrand** ist manchmal schneller da, als man denkt. Leichte Reizungen können Sie mit kühlenden Umschlägen lindern und mit Aloe-Vera-Öl oder Kukuinuß- öl (s. Bezugsquellen, Seite 120ff.) behandeln.

Tip

Bildet die Haut Bläschen, und bekommt das Kind Schüttelfrost, suchen Sie bitte umgehend den Arzt auf. Beachten Sie, daß das Baby selbst im Schatten einen Sonnenbrand bekommen kann.

Sonnenbrand
kann Hautkrebs
verursachen.

Es wurde nachgewiesen, daß **Hautkrebs** (malignes Melanom) überwiegend dann entsteht, wenn man in früher Kindheit öfters einen Sonnenbrand hatte. Zudem ist auch in unseren Breitengraden die UV-Strahlung aufgrund des Ozonlochs sehr viel intensiver geworden.

Doch die Sonne hat nicht nur ihre Schattenseiten. Eine wohlportionierte Dosis ist lebensnotwendig, nicht nur für unser Baby. Sie stärkt unsere Abwehrkräfte und ist bei der Bildung von **Vitamin D** im Körper maßgeblich beteiligt. Rachitis zum Beispiel ist eine Krankheit, die auf einem Mangel an Vitamin D beruht, das notwendig für ein gesundes Wachstum der Knochen ist. Ihnen wird sicherlich auch empfohlen, dem Baby prophylaktisch Vitamin D in synthetischer Form zu verabreichen. Ich bin kein Freund von synthetischen Vitaminen, denn es ist nicht genau bekannt, was die künstlichen Zusammensetzungen im Körper alles anrichten können, vielleicht nicht unmittelbar, aber als eine Reaktion, die dann erst nach vielen Jahren auftritt.

Tip

Sicherer ist jedenfalls, Sie machen regelmäßig einen kleinen Spaziergang mit Ihrem Baby. Auch ein Mittagsschläfchen bei geöffnetem Fenster (aber Zugluft vermeiden) beugt bereits einem Vitamin-D-Mangel vor.

Eine gesunde
Dosis Sonnen-
schein hilft
bei Hautent-
zündungen.

Heilend wirkt die Sonne ferner bei **Hautentzündungen** jeder Art. Doch auch hier macht die Dosis das Heilmittel: Kurz, aber regelmäßig lautet die Devise. Das bietet sich vor allem im Sommer beim Windelwechseln an, wenn der Po wund ist. Nehmen Sie Ihr Baby ruhig öfters hinaus ins Freie und legen es nackig auf eine Decke oder ein Schaffell, damit es ein paar Minuten eine gute Dosis Frischluft tanken kann. Dazu müssen Sie kein Gartenbesitzer sein, denn den gleichen Effekt erzielen Sie mit einem Tisch, der vor dem geöffneten Fenster steht. Auch im Winter ist dies eine passable Alternative, wenn Sie darauf achten, daß sich Ihr Baby dabei nicht verkühlt. Eine UV-Lampe kann bei wunder Haut sehr hilfreich sein; dabei ist aber unbedingt auf ein Viertel der für Erwachsenen zuträglichen Dosis zu reduzieren.

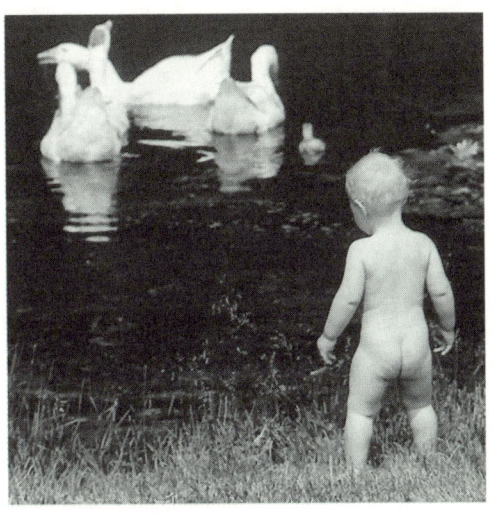

Wasser ist zum Waschen da

Nach den Empfehlungen vieler Bücher über Babypflege, vor allem älteren Jahrganges, wird der jungen Mutter ans Herz gelegt, ihr Baby täglich zu baden. Die Umwelt ist angeblich so lebensfeindlich für den Nachwuchs mit all den Viren, Bakterien und Pilzen, die unserem Liebling in unsichtbaren Heerscharen auflauern, um durch jede noch so kleine Pore seiner Haut hindurchzuschlüpfen. Also soll ihnen täglich mittels Wasser und Seife zu Leibe gerückt werden.

Die Sonne stärkt auch das Immunsystem und fördert die Bildung von Vitamin D in der Haut; aber Vorsicht, die Dosis macht's!

Diese Art der Körperpflege – und damit meine ich auch die der Erwachsenen – wird üblicherweise auf drei verschiedenen Wegen durchgeführt:
- Waschen
- Duschen
- Baden

In Deutschland und in den skandinavischen Ländern wird überwiegend gebadet, und das ausgiebigst: im Durchschnitt 2,8-mal in der Woche.

In den USA liegt das Duschen vorn mit 4,1-mal pro Woche.

In allen anderen Ländern und ganz besonders in der Dritten Welt, wo die Menschen häufig unter Wassermangel leiden, macht die Katzenwäsche das Rennen.

Das tägliche Bad oder das Bad am Samstagabend?

Interessant ist ein geographischer Vergleich der Häufigkeit von Hautproblemen. Dabei kann man erkennen, daß die Einwohner genau der Länder vorne liegen, die besonders häufig baden, allen voran Deutschland.

Aber warum soll nun das tägliche Bad der Haut schaden?

Der **natürliche Emulgator** des Hydrolipidmantels verbindet sich nicht nur mit dem Schweiß, sondern auch mit dem Badewasser. Wenn dieses nicht kalt, sondern warm ist, läßt sich der Fettfilm auf unserer Haut um so leichter auflösen. Verstärkt wird dieser Vorgang durch die ins Badewasser eingebrachten Seifen und Tenside, die in Shampoos oder Badezusätzen enthalten sind.

Beachten Sie

> Besonders problematisch sind **Schaumbäder**, denn hierbei wird dem schützenden Hautmantel arg zugesetzt,
> - je heißer das Badewasser ist,
> - je mehr fettlösende Substanzen eingebracht werden und
> - je länger gebadet wird.

Dabei kommt es zu einem weiteren Eingriff in das ausgeklügelte Schutzsystem der Haut: Der leichte Fettfilm auf der Hautoberfläche schafft durch Oxidation einen relativ niedrigen pH-Wert, das heißt ein saures Milieu, in dem sich Pilze, Bakterien und Viren überhaupt nicht wohl fühlen.

Seife erhöht den ph-Wert auf der Haut und schädigt den Hydrolipidmantel.

Ist die Haut nun geschwächt, vor allem durch Seife mit einem hohen pH-Wert, dann können die gefürchteten Mikroorganismen viel leichter in die Haut eindringen.

Die gesunde Haut ist in der Regel fit und kann solche Schwachstellen meist sehr schnell reparieren. Trotzdem sollte sie darin nicht überfordert werden, denn in der Folge wird die Haut immer trockener und dadurch anfälliger.

Trockene Haut ist anfälliger für Schäden aller Art.

Aus den genannten Gründen empfiehlt es sich, diese Art der Körperpflege auf ein vernünftiges Maß reduzieren. Der Schmutz muß weg, soviel steht fest, aber dies geht ebenso gut mit einfachem Wasser und dem schon als altertümlich bezeichneten Waschlappen.

Das Bad sollte der **Entspannung** dienen, kann aber auch ein Mittel sein, um therapeutische Maßnahmen zu unterstützen. Das »Bad am Samstagabend« (Einmal-in-der-Woche-Bad), das in Wilhelm Buschs Aufzeichnung so schön beschrieben ist, halte ich in bezug auf die hygienischen Notwendigkeiten für völlig ausreichend.

So baden Sie richtig

Für Kinder und Babys steht beim Baden natürlich der Spaß im Vordergrund, für die Erwachsenen die Entspannung. Soll dies mit hygienischen Maßnahmen verbunden werden, dann beachten Sie bitte:
- Haare waschen und Körper einseifen immer erst am Schluß des Bades.
- Duschen Sie anschließend die Haut mit viel Wasser ab.
- Verwenden Sie keine Schaumbäder, denn sie trocknen die Haut stark aus.

Eine akzeptable Alternative sind **Ölbäder,** sofern sie mit reinen pflanzlichen Ölen und echten ätherischen Ölen (die »Duftstoffe«) hergestellt sind. Sie wirken rückfettend, und die natürlichen Duftstoffe können bei richtiger Auswahl das Gesamtbefinden positiv beeinflussen. Ölbäder

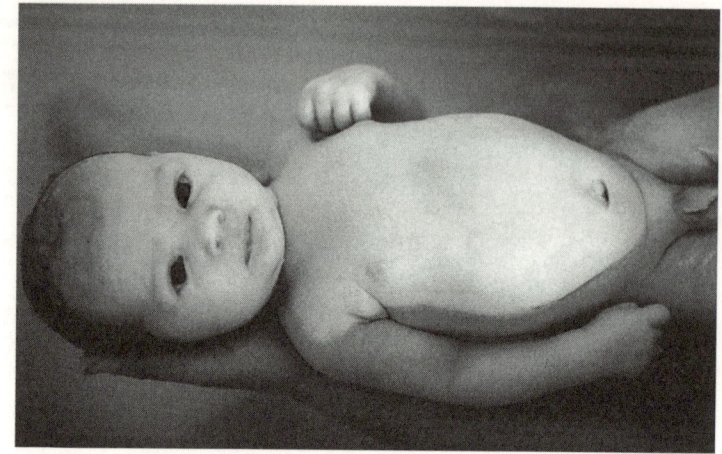

Bei einem Bad in warmem Wasser – eventuell angereichert mit einem heilenden Öl – fühlt sich Ihr Baby pudelwohl.

können Sie übrigens leicht selber herstellen. Eine kleine Auswahl finden Sie im Rezeptteil (s. Seite 104ff.).

Das **Bad als Heilmittel** kann bei Babys in manchen Fällen angebracht sein.

- Vor allem bei **Blähungen** und anderen Verdauungsstörungen habe ich mit einem Fenchelbad sehr gute Erfahrungen gemacht. Das warme Wasser wirkt entspannend und lösend auf den Darmtrakt, das Fenchelöl fördert den Abgang der Winde. Dabei soll das Badewasser 38 °C nicht überschreiten und die Badedauer nicht länger als 15 Minuten sein. Die beste Zeit ist abends, da hier bei den meisten Säuglingen Blähungen auftreten. Ihr Kind ist danach entspannt, entkrampft und schläft dadurch auch viel leichter ein.
- Auch bei **Angstzuständen**, Schreikrämpfen oder bei allgemeiner Unruhe empfiehlt sich manchmal ein Bad mit beruhigenden ätherischen Ölen, wie Melisse, Ylang-Ylang und Rosenöl.
- Bei **Pilzbefall** der Haut (z.B. Candida albicans) habe ich mit ätherischen Ölen – Tea Tree, Lavendel oder Myrrhe – im Badewasser gute Erfolge erzielt. In dem Kapitel »Aromatherapie für Kinder« (s. Seite 61ff.) gehe ich auf die verschiedenen Möglichkeiten noch näher ein.

Erfreuliches über die Katzenwäsche

Das Waschen macht natürlich nicht halb soviel Spaß und entspannend ist es auch nicht. Das werden Sie spätestens dann merken, wenn Sie Ihrem Baby mit dem nassen Waschlappen über das Gesichtchen und den Hals fahren. Aber gerade dort ist regelmäßiges Säubern wichtig, denn einiges an Speiseresten sammelt sich hier porentief an.

Um die Prozedur möglichst schnell, aber auch gründlich hinter sich zu bringen, empfehle ich, über Gesicht und Hals zuerst mit viel warmem Wasser im Waschlappen (und nur Wasser!) kurz darüberzugehen. Das weicht den Schmutz erst einmal etwas ein.

Dann wird der Waschlappen ausgespült und gut ausgewrungen; anschließend wischen Sie noch einmal etwas intensiver die Haut ab.

Je nach Schmutz wiederholen Sie den letzten Schritt. Das Händewaschen macht dem Baby meistens mehr Spaß, vor allem, wenn es dabei etwas herumspritzen darf.

Tip

Der Windelbereich wird nur dann gewaschen, wenn sich in der Windel ein »größeres Geschäft« befindet. Das Gröbste läßt sich dabei mit einem sauberen Zipfel der Windel entfernen.
- Verwenden Sie zum Waschen bitte einen zweiten Waschlappen, der nur für den Po zuständig ist.
- Setzen Sie nun das Baby gestützt mit einer Hand in das mit warmem Wasser gefüllte Waschbecken.
- Reinigen Sie nun mit Hilfe des Lappens gründlich den Windelbereich.
- Lassen Sie das schmutzige Wasser auslaufen und füllen Sie das Becken jetzt mit kaltem Wasser.
- Dann tauchen Sie kurz den Po ins kalte Wasser und streichen mit der freien Hand über die zu reinigenden Hautpartien.

Falls Sie im Besitz einer Handdusche am Waschbecken sind, dann läßt sich dieser Akt noch einfacher gestalten. Anfangs wird das Baby natürlich mit Empörung reagieren. Wenn Sie das aber regelmäßig machen, wird es bald nichts mehr dagegen einzuwenden haben. Der Vorteil der Kaltspülung liegt darin, daß die Durchblutung der Haut angeregt wird und damit die Abwehrkräfte der Haut aktiviert werden.

Dies ist ein hervorragendes Mittel, um einem wunden Po vorzubeugen.

Tip

> Bei der Reinigung der äußeren Geschlechtsorgane muß bei den **Mädchen** beachtet werden, daß die Säuberung immer von vorne in Richtung After vorgenommen wird, damit keine Keime vom Darm in die empfindliche Scheidenöffnung gelangen können.
>
> Bei **Buben** sollten Sie zur Reinigung niemals die Vorhaut zurückziehen, sonst kann es leicht zu Entzündungen kommen.

Wechseln Sie dagegen nur eine nasse Windel, erübrigt sich die Reinigung. Urin ist nicht schädlich für die Haut, im Gegenteil: Es ist ein wirksamer Schutz gegen Wundsein und Pilzbefall. Doch auch hier kommt es auf die Dosierung an; keinesfalls darf das Baby in Nässe schwimmen.

Reinigen Sie auch den Waschlappen Ihres Babys sehr sorgfältig.

Nun noch ein Satz zur Benutzung von Waschlappen. Damit sie in hygienisch einwandfreiem Zustand bleiben, ist es wichtig, sie mit viel Wasser auszuspülen und an einer warmen, luftigen Stelle zum Trocknen aufzuhängen. Der Waschlappen soll aus Baumwolle oder noch besser aus Seide sein, da sich an diesem Material Keime nicht so leicht ansiedeln können.

Von Kopf bis Fuß

Rund um den Po

Das Objekt Ihrer Aufmerksamkeit, zumindest was die Hautpflege betrifft, wird in den ersten zwei Lebensjahren Ihres Babys überwiegend der Windelbereich sein. Bedingt durch die luft- und wasserdichten Windeln werden die natürlichen Hautfunktionen beeinträchtigt, und die Haut reagiert gehäuft mit Wundsein.

Dem kann man vorbeugen, indem das Baby zwischen dem Windelwechsel möglichst oft »gelüftet« wird. Das heißt, es soll sich trockenstrampeln, bevor ihm eine neue Windel angelegt wird – unter der Wärmelampe oder falls es die Jahreszeit erlaubt auch in der Sonne.

Zeigen sich trotzdem die ersten geröteten Stellen, dann empfiehlt es sich, eine **Wundcreme** einzusetzen. Falls Sie sich die Creme nicht selber machen wollen oder können, beachten Sie bitte die Einkauftips, die Sie im Anhang (s. Seite 116ff.) finden.

Sie brauchen für eine Wundcreme nicht unbedingt die Apotheke aufzusuchen, das gewünschte Produkt gibt es

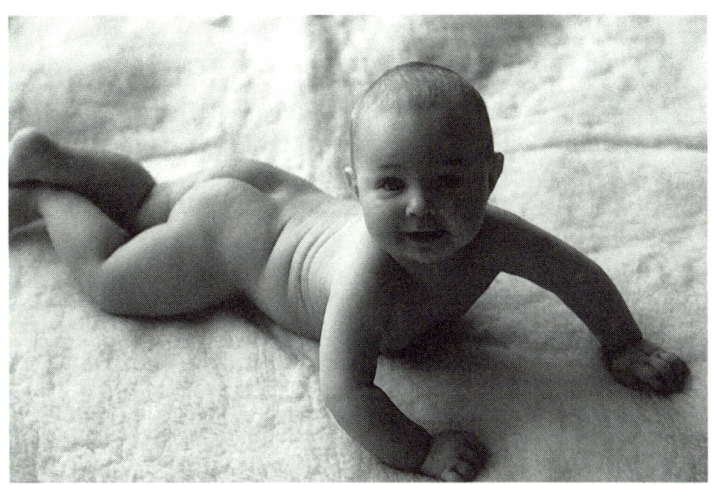

Geben Sie Ihrem Baby Gelegenheit, sich trocken zu strampeln, bevor Sie die Windel wechseln.

auch in Reformhäusern, Naturkostläden oder in gut sortierten Drogerien, sofern diese auch eine sogenannte Bioecke haben.

Beachten Sie

> Die Wundcreme wird in diesen Läden oft auch unter der Bezeichnung **Babyschutzcreme** oder **Nässeschutzcreme** geführt.

Dabei werden Sie eventuell den Hinweis »gegen wunde Haut« vermissen. Das liegt daran, daß Kosmetikhersteller mit einem Programm für Babys und Kinder nicht erwähnen dürfen, daß ihre Produkte in irgendeiner Weise eine heilende Wirkung haben: Ausdruck eines schon seit Jahrzehnten heftig geführten Wettstreits zwischen Kosmetikindustrie und Pharmazie.

Wundcreme heilt und pflegt Babys Haut.

Daß die (rezeptfreien) Produkte trotzdem eine heilende Wirkung haben, kann der informierte Verbraucher anhand der Inhaltsstoffe auf der Verpackung (bitte auf die Volldeklaration achten!) erkennen. Meist finden sich in einer Wundcreme Extrakte von Kamille (Azulen), Johanniskraut oder Calendula.

Mit dem Übergang zum Kleinkindalter lernt das Kind zunehmend, Blase und Darm kontrolliert zu entleeren. So werden das Wickeln und die damit verbundenen Pflegemaßnahmen im Alter zwischen 2 und 3,5 Jahren überflüssig.

Da das natürlich nicht von heute auf morgen geschieht, sollten sich die Eltern etwas einfallen lassen, um die Übergangszeit zu überbrücken. Tagsüber gehen die Kinder nun immer öfter auf den Topf, doch die normalen Windeln können sie nicht selber ausziehen.

Aus den USA kommt eine praktische Erfindung, die »training pants«, was soviel wie »Lernhöschen« heißen soll. In Deutschland werden sie unter dem Namen »Trainers« geführt. Das sind Windeln mit einem elastischen Bündchen, die das Kind wie eine Unterhose selber an- und ausziehen kann. So toll diese supersaugfähigen Windeln, die sich immer trocken anfühlen, auch sein mögen, zum Abgewöhnen des Einnässens sind sie nicht geeignet. Das liegt daran, daß sich die Kinder in der vollen Windel ganz wohl fühlen. Sie tun sich schwer festzustellen, ob sie nun hineingepinkelt haben oder nicht.

Hier besteht meiner Meinung nach noch Entwicklungsbedarf bei der Windelindustrie, z. B. mit Einlagen, die dem Kind das Gefühl geben, daß jetzt »was« in die Hose gegangen ist. In der Übergangszeit empfiehlt es sich auch für die, die bisher nur mit Wegwerfwindeln gewickelt haben, die Stoffwindel einzusetzen, denn dann ist es vorbei mit den immer trockenen »Wohlfühlwindeln«. Nur nachts macht dieser Lerneffekt keinen Sinn; außerdem dauert es noch einige Zeit, bis das Kind auch über Nacht trocken ist.

Tip

Lassen Sie Ihrem Kind Zeit, sauber zu werden. Spürt es den Druck, etwas tun zu müssen oder nicht tun zu dürfen, erreichen Sie meist das Gegenteil.

Jedes Kind hat sein eigenes Entwicklungstempo, und das soll man ihm auch zugestehen. Sollte es aber mit fünf Jahren nachts immer noch nicht trocken sein, dann sprechen Sie mit dem Arzt oder Kinderpsychologen darüber.

Haare
Neugeborene kommen in der Regel bereits mit einem dichten Haarwuchs auf die Welt. Aber freuen Sie sich nicht zu früh, dies ist nur von kurzer Dauer, denn sie fallen innerhalb der ersten Wochen größtenteils wieder aus. Erst

danach kommen die Haare, die das Kind auch behalten wird. Der aufmerksamen Mutter wird nicht entgehen, daß sich auf der Kopfhaut schon bald nach der Geburt ein eigenartiger, gelblich-krustiger Belag bildet: der **Gneis**. Keine Sorge, dies ist nichts Gefährliches. Er löst sich mit der Zeit von ganz allein.

Vorsicht

> Keinesfalls sollten Sie dem Ablösen nachhelfen, schon gar nicht mit den Fingernägeln!

Lediglich mit einer feinen Babybürste (oder mit Ihrer Gesichtsbürste) dürfen Sie vorsichtig die losen Schüppchen abbürsten. Diese sanfte Massage mag das Baby besonders gerne. Auch ein pflanzliches Öl, z.B. Calendulaöl, kann verwendet werden. Es weicht die Hornschüppchen auf, die sich dann leichter mit einem feuchten Lappen entfernen lassen.

Vorsicht

> In manchen Büchern findet man auch den Hinweis, daß der Gneis weggeht, wenn man dem Baby täglich mit viel Shampoo die Kopfhaut wäscht. Das ist Unsinn! Sie erreichen damit nur, daß die Kopfhaut sehr trocken wird und dadurch die Haare spröde werden.

Die Haare bedürfen in den ersten Monaten keiner besonderen Aufmerksamkeit. Es reicht, wenn Sie bei der Gesichtswäsche mit dem gleichen Waschlappen kurz über die Kopfhaut fahren.

Ist das Baby älter und sind die Haare schon recht dicht gewachsen, dann besorgen Sie sich ein mildes Babyshampoo – oder machen Sie es selbst, wie im Rezeptteil auf Seite 109 beschrieben. Die normalen Shampoos sind viel zu aggressiv und würden die zarte Babykopfhaut nur reizen.

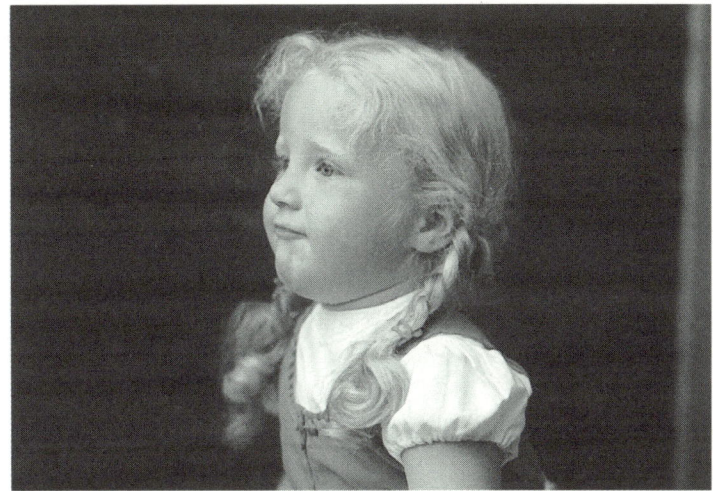

Was für Babys gilt, gilt auch für ältere Kinder: Ein mildes, reizfreies Shampoo schont das Haar.

Tip

Ein reizfreies Shampoo können Sie daran erkennen, daß es nur ganz wenig schäumt!

Gönnen Sie Ihrem Kind ab und zu eine Kopfmassage. Das fördert die Durchblutung und kräftigt den Haarwuchs.

Ohren

Ohrenschmalz ist eine wichtige infektionsvorbeugende Absonderung, die im Gehörgang keinesfalls entfernt werden darf.

Tip

Deshalb werden die Ohren ausschließlich in der äußeren Ohrmuschel gereinigt:
- Nehmen Sie ein mit etwas pflanzlichem Öl getränktes Wattestäbchen.
- Säubern Sie damit vorsichtig den Außenbereich des Ohres.

Milchschorf setzt sich gerne in den Windungen fest, aber auch hinter dem Ohr. Hier ist das Öl hilfreich, denn es schließt die schuppige Hautoberfläche und verhindert dadurch den Befall mit Hautpilzen oder Keimen.

Ohrschmalzpfropfen können problemlos mit Hilfe von Ohrkerzen entfernt werden.

Bei größeren Klumpen Ohrenschmalz haben sich die sogenannten **Ohrkerzen** bewährt. Diese sind aus Wachs und Mulltuch hergestellte, oft trichterförmige Röhren, die mit einem Ende vorsichtig am Eingang des Gehörganges angesetzt werden. Der Kopf wird so hingelegt, daß die Kerze senkrecht nach oben gehalten werden kann. Dann zünden Sie das andere Ende an. Durch die entstehende Sogwirkung werden die Schmalzpfropfen in die Kerze hineingezogen.

Das ist ein absolut schmerzfreies Verfahren. Es empfiehlt sich auch für Erwachsene, denn es erspart den Gang zum Ohrenarzt, um das Ohr freizuspülen. Wo Sie diese Ohrkerzen erhalten, finden Sie im Verzeichnis Bezugsquellen (s. Seite 120ff.).

Augen

Neugeborene Babys leiden manchmal unter sogenannten Schmieraugen. Um das Sekret erfolgreich zu entfernen, verwenden Sie am besten etwas Rosenhydrolat auf einem Wattebausch oder stark verdünnte Augentrosttinktur. Auch Kamillentee ist dafür geeignet, falls Sie Probleme bei der Beschaffung der erstgenannten Mittel haben.

Die Augen dürfen immer nur von außen nach innen, also zum Nasenrücken hin, gereinigt werden. Verwenden Sie keine Papiertücher zum Reinigen, da diese fusseln und das Auge zusätzlich reizen können.

Zähne

Die ersten Zähne erscheinen in der Regel vom 5. bis zum 8. Lebensmonat. Häufig ist dies mit Unwohlsein, Unruhe und auch Durchfall verbunden.

Tip

- Achten Sie in dieser Zeit auf Anzeichen für Soor, einer Infektion des Mundbereiches mit bestimmten Hefepilzen, die gerne bei einer geschwächten Gesamtkonstitution auftritt.
- Achten Sie auch besonders darauf, daß der Po nicht wund wird.
- Behandeln Sie die Windelregion vorbeugend mit einer Babyschutzcreme und vergessen Sie nicht das ausgiebige Freistrampeln beim Windelwechsel.

Es wird Ihnen nicht entgehen, daß Ihr Baby jetzt viel Speichel bildet und »sabbert«. Dies wiederum trägt dazu bei, daß sich Pilze und Keime in dem ständig feuchten Milieu unter dem Kinn und am Hals rasant vermehren.

Um dem vorzubeugen, nahm ich eine Stoffwindel und schnitt sie diagonal in vier gleiche Dreiecke. Eines davon bekam mein Sohn dann um den Hals herumgebunden. Zusätzlich cremte ich ihn mit einer wollwachshaltigen Babypflege (Rezept s. Seite 97) in der Hals- und Kinnregion ein.

Tip

Wenn das Baby zahnt, dann lindert ein Stück rohe, geschabte Möhre, das in den Kühlschrank gelegt wurde, die Schmerzen.

Ätherisches **Nelkenöl**, 1:10 mit einem pflanzlichen Öl gemischt und mit dem Finger auf das Zahnfleisch aufgebracht, trägt mit seiner leicht narkotisierenden Wirkung ebenfalls zu einer Linderung bei.

Machen Sie Ihr Kind früh mit der Zahnbürste vertraut:
- Beginnen Sie spielerisch, indem Sie ihm eine Kinderbürste zum Spielen geben und es bei Ihrer morgend-

lichen und abendlichen Zahnpflege zuschauen lassen. Es wird nicht lange dauern, und Ihr Kind wird geschickt damit umgehen.

- Machen Sie dann so früh wie möglich aus dieser notwendigen Reinigungsaktion ein lustiges Ritual, an dem sich Ihr Kind gerne beteiligt.

Vorsicht

In diesem Zusammenhang möchte ich Ihnen ans Herz legen, Ihrem Kind keine gesüßten Tees in der Flasche zu geben, besonders nicht zum Dauernuckeln beim Einschlafen. Der darin enthaltene Süßstoff und die Kohlenhydrate bewirken, daß die jungen Zähnchen schon bald von Zahnfäule (Karies) befallen würden.

Nägel

Die Fingernägel sind bei manchen Neugeborenen schon erstaunlich lang. Damit besteht die Gefahr, daß sie sich – besonders im Gesicht – aufkratzen.

Doch wie soll man diese zarten, winzigen »Wunderwerke« nur schneiden? Das ist leichter, als es aussieht, vor allem wenn man die Prozedur dann vornimmt, wenn das Baby schläft. Es sind besonders die scharfen Ecken der Fingernägel, die abgerundet werden müssen. Kleine Babynagelscheren erleichtern die Arbeit.

Tip

Achten Sie nur darauf, daß Sie die Seiten der Nägel nicht zu weit einschneiden, da es sonst zu Infektionen im Nagelbett kommen kann.

Die Nagelhaut wird bei Babys nicht zurückgeschoben. Bei den Fußnägeln gehen Sie genauso vor, nur werden diese gerade abgeschnitten.

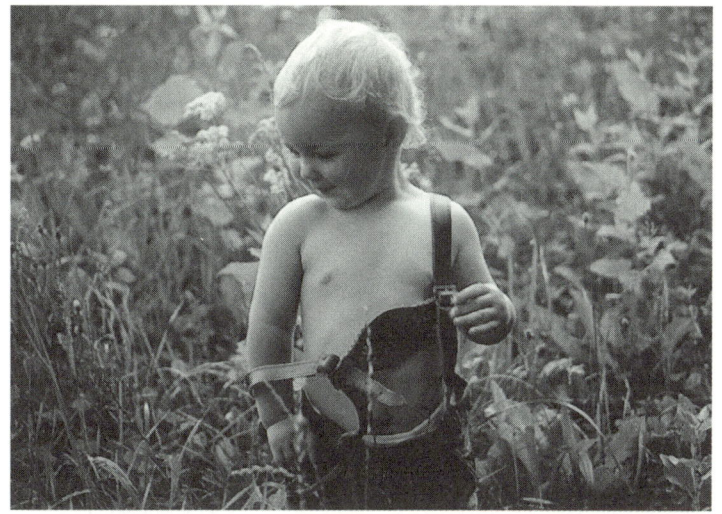

Kakaobutter hilft gegen spröde Nägel: Ihr Kind kann unbesorgt in der Erde oder im Sand spielen.

Kinder lieben es, in der Erde oder im Sand zu spielen. Die Folge ist, daß dadurch die Fingernägel oft brüchig und spröde werden. Dem können Sie vorbeugen, indem Sie die Nägel mit etwas Kakaobutter oder Sheabutter behandeln (Bezugsquellen im Anhang, Seite 120). Zur Not tut es auch Olivenöl. Trockene Haut um die Nägel reißt leichter ein; damit haben es Bakterien leicht, sich in der Nagelbettregion einzunisten und Nagelbetteiterungen, die sehr schmerzhaft sind, zu verursachen.

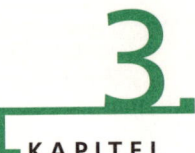

3. KAPITEL

Kosmetik für Kinder?

Sinn und Unsinn der Kinderkosmetik

Hier möchte ich vor allem die unseriösen Hersteller von Kinderkosmetika ansprechen, die nur die Umsatzzahlen im Auge haben und völlig überflüssige und haarsträubende Produkte anbieten. Sie versuchen skrupellos, unsere Kinder als neue Zielgruppe zu gewinnen, wobei allerdings deren Wohlbefinden und Gesundheit auf der Strecke bleiben.

Vorsicht

> Besonders fragwürdig und noch dazu gefährlich sind z.B. Nagellack, Parfüm und Schminke. **Lösungsmittel** im Nagellack und **Schwermetalle** in der Schminke verursachen Allergien, **Nitromoschusverbindungen** in Parfüms können Krebs erregen. Halten Sie solche Produkte von Kinderhänden weit entfernt.

Kinder haben aber nun mal Spaß daran, sich anzumalen. Um diesem Bedürfnis nachzukommen, kann man auch auf ungefährliche Produkte zurückgreifen. Hier verweise ich auf die Zeitschrift ÖKO-TEST, die jedes Jahr ein Sonderheft zum Thema Kleinkinder und Babys herausbringt und sich gerade im Austesten von Kinder- und Babypflegeprodukten einen guten Namen gemacht hat (s. auch Bezugsquellenliste, Seite 120ff.).

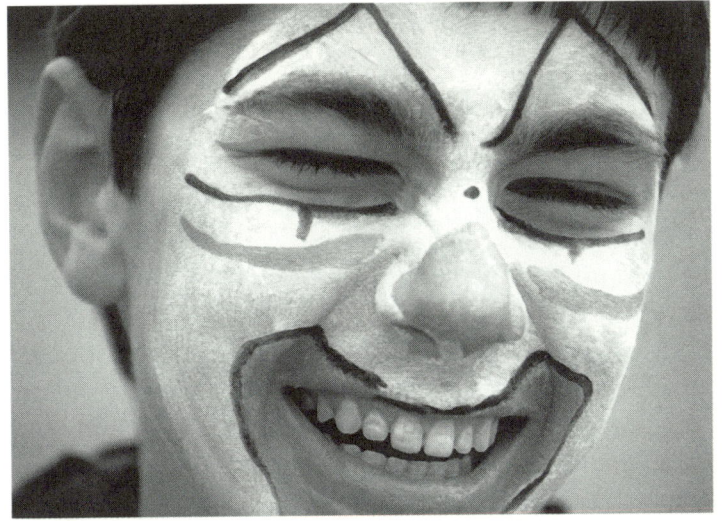

Kinder lieben es, sich anzumalen. Sie müssen das nicht gleich verbieten, aber achten Sie auf ungefährliche Produkte.

Warnen möchte ich auch vor Sonnenschutzmitteln mit hohem Lichtschutzfaktor. Häufig verursachen sie nicht nur Allergien, sondern behindern auch die Bildung des eigenen Sonnenschutzes in der Haut. Lesen Sie dazu auch das Kapitel »Die Sonne – Gift und Heilmittel für die Haut«, Seite 22ff.

Wie anfangs erwähnt stehe ich immer wieder fast sprachlos vor der riesigen Menge von Babypflegeprodukten. Ganze Batterien von Flaschen, Dosen und Reinigungstüchern zieren wie die Zinnsoldaten die Wickelkommode, und keiner weiß, was da wirklich drinnen ist. Denn eine Verpflichtung zur Volldeklaration der Inhaltsstoffe auf der Verpackung ist bei uns noch nicht eingeführt, und die von manchen Herstellern bis jetzt noch freiwilligen Inhaltsangaben lassen mich manchmal stark zweifeln, ob das, was da unter »Inhaltsstoffe« zu lesen steht, wirklich alles ist.

Achten Sie beim Kauf von Pflegemitteln auf die Angabe der Inhaltsstoffe.

Ich hoffe, ich konnte Ihnen in den vorangegangenen Kapiteln nahelegen, daß Sie, zumindest was die Babypflegeprodukte angeht, Ihren Geldbeutel schonen können.

Kaufen Sie dafür lieber qualitativ hochwertige Pflegeprodukte.

Natürliche Körperpflege für Kinder

Ergänzend zu dem Kapitel »Natürliche Babypflege« möchte ich einige Besonderheiten bei der Pflege von Kleinkindern und Schulkindern aufführen.

Hautprobleme treten hier oft durch falsche Bekleidung auf, zum Beispiel **Schweißfüße** durch die bei den Kindern beliebten Turnschuhe. Natürlich kann dafür auch eine Veranlagung vorliegen; diese zeigt sich dann nicht nur im Bereich der Füße, sondern auch an den Händen. Dagegen helfen Waschungen mit Salbeitee und Eichenrindenaufguß. Die Schuhe sollten möglichst atmungsaktiv sein und die Socken aus Baumwolle oder aus einem anderen natürlichen Stoff bestehen.

Schweißfüße waschen Sie mit Salbeitee und Eichenrindenaufguß.

Eine häufige Begleiterscheinung ist **Fußpilz**, der durch das Tragen von falschem Schuhwerk entsteht. Hier kann mit Einreibungen von ätherischen Ölen geholfen werden:

- Mischen Sie Lavendel, Tea Tree und Thymian im Verhältnis 1:5 mit einem pflanzlichen Öl.
- Wenden Sie die Mischung täglich für mindestens vier Wochen an.
- Trocknen Sie die Füße nach dem Waschen oder Baden gut ab, bevor Sie Socken und Schuhe anziehen.

Tip

Hühneraugen sind lästig, manchmal sehr schmerzhaft und langwierig in der Behandlung.
- Verwenden Sie Propolistinktur nach dem Abschälen der abgestorbenen Hornhaut.
- Wiederholen Sie diesen Vorgang täglich über einen Zeitraum von vier Wochen.

Kopfläuse sind bei Kindern im Vorschulalter eine lästige Plage, die Sie aber bei gewisser Vorsorge gut in den Griff bekommen können:

- Achten Sie bei Ihren Kind regelmäßig auf die typischen Bißstellen und Nissen (Läuseeier) im Haar.
- Benutzen Sie zum Kämmen einen speziellen Läusekamm; das erleichtert es Ihnen, die Eier und Läuse zu entdecken und zu vernichten. Dabei sollte Ihr Kind den Kopf über eine Wanne nach unten halten, so daß Sie die Haare vom Genick aus über den Kopf, Lage für Lage durchkämmen können.
- Für die Behandlung nehmen Sie 10 ml pflanzliches Öl und geben 5 Tropfen Eukalyptusöl, 3 Tropfen Lavendelöl und 3 Tropfen Geranienöl dazu.
- Träufeln Sie dieses Öl sowohl in den Läusekamm als auch vor dem Schlafengehen ins Haar. Schützen Sie das Haar mit einer Duschhaube.
- Waschen Sie morgens die Haare.
- Wenden Sie diese läusevertreibende Kur alle drei Tage an.

Tip

Neigt Ihr Kind zu trockener Haut, die sich immer wieder schuppt, so können Sie dem sehr gut vorbeugen, indem Sie es täglich an den entsprechenden Stellen mit Eigenurin behandeln.

Urin enthält Harnsäure, die feuchtigkeitsbindende Eigenschaften hat. Urin ist gerade in den letzten Jahren als ein hervorragendes Mittel bei diversen Erkrankungen entdeckt worden, insbesondere bei Neurodermitis, Psoriasis und extrem trockener Haut. Dabei sollte beachtet werden, daß ausschließlich Urin des Patienten, also Eigenurin, eingesetzt wird.

4
Hauterkrankungen

Als Naturkosmetikherstellerin habe ich natürlich viel mit den verschiedensten Hauterkrankungen und ihren Pflegemöglichkeiten zu tun. Als mein Sohn auf die Welt kam, beobachtete ich mich dabei, wie ich teils neugierig, teils besorgt immer wieder seine Haut auf irgendwelche Veränderungen untersuchte. Da es ganz normal ist, daß Babys rasch über die Haut reagieren, war ich in der Regel eher in Sorge, manchmal fast mit einem Anflug von Hysterie, wenn sein hübsches Gesichtchen durch einen Pickel verunstaltet wurde, der bis zum nächsten Tag nicht wieder verschwand.

Mehr als einmal rief ich den Kinderarzt an, um mich darüber aufklären zu lassen, daß das ganz normal ist. Daß ich nicht die Einzige war, die über den »normalen« Hautzustand ihres Sprößlings in Sorge geriet, erfuhr ich einige Zeit später in seiner Praxis. Das hat mich zu diesem Kapitel bewegt, in dem ich versuche, die häufigsten Hautreaktionen (die harmlosen und die ernstzunehmenden) bei Babys und Kindern darzustellen. Vielleicht kann ich damit etwas dazu beitragen, daß die wertvolle Zeit der Kinder- und Hautärzte nicht wegen jedem Pickel in Anspruch genommen werden muß.

Kleine Schönheitsfehler

An dieser Stelle möchte ich Ihnen einige **harmlose Hautveränderungen** aufzählen, die normalerweise in den ersten Lebensmonaten Ihres Babys auftreten und keiner größeren Aufmerksamkeit bedürfen.

Neugeborene haben meist schon nach ein bis zwei Tagen, bedingt durch die hormonelle Umstellung, eine sogenannte **Neugeborenenakne**, die sich sehr unterschiedlich ausdrücken kann. Immer geht sie mit einer Hautrötung einher, die sich mal flächenhaft, mal in einzelnen Pickeln zeigt. Der Kinderarzt und Ihre Hebamme, die Ihr Baby begutachten, sind mit diesen Hautbildern vertraut und wissen, ab welcher Erscheinungsform es sich um eine ernsthaft Hauterkrankung handelt. Die Neugeborenenakne verschwindet bereits nach wenigen Tagen und bedarf keiner Behandlung.

> Neugeborenenakne vergeht nach einigen Tagen meist von selbst.

Die Haut von Neugeborenen neigt anfangs zu kleinen weißlichen Talgabsonderungen, genannt Milien oder Gries. Sie sind vollkommen harmlos und verschwinden von allein.

Vorsicht

Drückt man die Talgabsonderungen aus, könnten Infektionen die Folge sein.

Der **Milchschorf** gehört ebenfalls zu den häufigsten Hautveränderungen in den ersten Lebensmonaten. Er bedarf keiner besonderen Behandlung. Sie können bei stärkerem Befall die Haut mit einer fetthaltigen Creme (kein Öl!) eincremen und sie ab und zu mit einer feinen Babybürste abstreichen. So lösen sich die Schüppchen leichter. Nach circa sechs Monaten verschwindet der Milchschorf meist von allein.

Hält er allerdings noch weit länger an, dann sollten Sie mit Ihrem Arzt sprechen; dies könnte nämlich ein Hinweis auf krankhafte Veränderungen der Haut sein, wie sie z.B. durch Neurodermitis oder Pilzerkrankungen hervorgerufen werden.

Bei der Verwendung von Salben und Ölen, die mineralische Öle (Paraffin) enthalten, kann sich manchmal eine sogenannte »Pomadenkruste« bilden, eine unschöne, aber harmlose Veränderung der Haut. Sie bildet sich meist an den Hautfalten im Windelbereich und zeigt sich in Form gelblicher, dicker Verkrustungen.

Tip

- Setzen Sie Ihre bisherige Behandlung im Windelbereich ab.
- Verwenden Sie statt dessen eine kakaobutterhaltige Creme. Diese weicht die Hornhaut auf, und die Kruste wird sich im Laufe der nächsten zwei bis drei Wochen ablösen.

Blutschwamm (Hämangiom) ist eine auffällige, in den meisten Fällen angeborene Hauterscheinung. Wie es der Name schon sagt, handelt es sich um eine gutartige Geschwulst durch Wucherung von Blutgefäßen; das Gewebe unter der Oberhaut erscheint wie mit Blut vollgesogen. Häufig verschwindet die Hautstörung von allein und bedarf keiner Behandlung.

Auch der **Storchenbiß** (Nävus Unna), der sich in Form von erweiterten Äderchen auf der Oberhaut zeigt und schon von Geburt an besteht, zählt zu den harmlosen Hauterscheinungen.

Sehr häufig reagieren Säuglinge und Kleinkinder auf Nahrung, besonders auf Zitrusfrüchte, Erdbeeren und anderes stark fruchtsäurehaltiges Obst, mit Hautrötungen am ganzen Körper, aber auch mit kleinen roten Pickeln, meistens im Windelbereich. Das kann auch während der Stillzeit ausgelöst werden, durch das, was die Mutter zu sich genommen hat. Lesen Sie mehr darüber im Abschnitt »Allergische Reaktionen«, Seite 50ff.

Obst mit viel Fruchtsäure löst häufig Hautrötungen aus.

Eine weitere Säuglingsakne infolge hormoneller Umstellung macht sich zwischen der sechsten und zehnten Woche als ein leicht entzündlicher Ausschlag, meistens am Oberkörper, bemerkbar. Auch in diesem Fall ist eine Behandlung überflüssig.

Tip

- Achten Sie darauf, daß Ihr Kind keine einengende Kleidung trägt.
- Wählen Sie für Ihr Kind natürliche, möglichst unbehandelte Kleidung aus. Baumwolle und Seide haben sich besonders gut bewährt, auch Wolle ist geeignet, falls nicht eine Allergie dagegen vorliegt.
- Kleinere Hautprobleme beseitigen Sie am besten mit viel Licht und Luft.

Hauterkrankungen bei Babys und Kleinkindern

Da es eine große Anzahl von Hautkrankheiten aller Arten gibt, die selbst Fachleute mitunter nicht eindeutig definieren können, kann ich dieses Thema hier nur anreißen.

Beachten Sie

Auffällige Hautveränderungen, die nicht innerhalb weniger Tage wieder verschwinden, sollten Sie unbedingt mit dem Kinderarzt besprechen.

Befall mit Pilzen (Hefen)

Mit Aufmerksamkeit sollten Sie Veränderungen der Haut beobachten, die auf Pilz- bzw. Hefebefall schließen lassen. Flechten auf der Haut gehören ebenso dazu wie auch der gefürchtete Soor.

Flechten machen sich im Anfangsstadium durch rauhe Hautstellen bemerkbar, die sich dann stellenweise flächig vergrößern und meistens etwas gelblich gefärbt sind. Später schuppt sich die Haut und kann sich, je nach Intensität des Befalls, stark röten.

Da Neugeborene über die Muttermilch keine Abwehrstoffe gegen Hefepilze mitbekommen, kann es passieren, daß sie sich schon bei der Geburt mit einer bestimmten Hefeart infizieren: **Candida albicans**, ein Pilz, der häufig im Scheidenbereich zu finden ist. Doch nicht nur dort, sondern in geringen und für uns unbedenklichen Spuren siedelt Candida albicans überall auf unserer Haut. Nur wenn ein günstiges Milieu herrscht (Feuchtigkeit, Wärme, hoher pH-Wert), kann sich der Pilz stark vermehren und Probleme, wie z.B. den Soor, verursachen.

Soor wird durch den Hefepilz Candida albicans verursacht und kommt bei Babys häufig vor.

Soor tritt auch gehäuft in dem Alter auf, wo das Baby anfängt, alles Erreichbare in den Mund zu stecken. Manche Mütter schwören darauf, daß der Soor bei ihrem Baby beim Durchbruch der ersten Zähne auftrat. Dies ist wissenschaftlich und auch statistisch nicht nachgewiesen. Ich glaube, daß eine vorübergehende Abwehrschwäche (dies kann in vereinzelten Fällen beim Zahndurchbruch möglich sein) dem Befall mit Pilzen, aber auch mit Viren und Bakterien Vorschub leisten kann.

Mit etwas Sorgfalt können Sie dem aber vorbeugen. Dazu gehört die Sterilisation der Sauger, Fläschchen und Schnuller (nicht selbst in den Mund stecken, wenn er auf den Boden gefallen ist, da sich die Candida-Hefen auch bei Erwachsenen häufig im Mund befinden).

Soor zeigt sich im Windelbereich durch kleine rote Pünktchen und Bläschen, die mit einem weißen Hof umgeben sind. Sie haben vorher wahrscheinlich in der Mundschleimhaut einen weißlichen Belag feststellen können, hervorgerufen durch die Infektion mit Candida albicans. Der Pilz siedelt sich dann nach ein paar Tagen im Verdauungstrakt an, vorzugsweise am After, wo er ideale Lebensbedingungen vorfindet: Feuchtigkeit und Wärme .

Beachten Sie

Soor muß möglichst frühzeitig behandelt werden, denn die dadurch verursachten Hautreizungen sind schmerzhaft. Noch dazu kann der Pilz weitere Hautpartien befallen und damit Vorschub für schwerere Hauterkrankungen leisten. Über das Blut kann der Pilz auch innere Organe befallen und Schaden anrichten. Also lassen Sie es erst gar nicht so weit kommen und fragen Sie Ihren Kinderarzt nach einer geeigneten Behandlung.

Die Behandlung bei Pilzbefall ist langwierig, denn das Myzel (die Wurzeln des Pilzes) reicht weit in die tieferen Schichten der Epidermis hinein. Da sich diese in 29 Tagen erneuert, muß die Behandlung, will sie erfolgreich sein, über diesen Zeitraum angesetzt werden.

Tip

- Behandeln Sie die rauhe Haut frühzeitig mit einer wollwachshaltigen Fettcreme, um den Hautschutz wieder herzustellen.
- Wenn Sie sicher sind, daß es sich um eine Hautflechte handelt, dann können Sie die im Rezeptteil beschriebene Tea-Tree-Creme oder Lavendelcreme auftragen (s. Seite 99 und 100).
  Anwendungszeit: vier Wochen.

Die in der Apotheke käuflichen Präparate enthalten in der Regel Salycylsäure oder Nystatin und können in einzelnen Fällen Allergien verursachen.

Ein Beispiel

> Auch mein Sohn blieb vom Soor nicht verschont, und ich wagte eine alternative Behandlung mit Tea-Tree-Öl, Propolis und Joghurt (s. Rezeptteil Seite 100). Ich war erstaunt, daß der Belag im Mund bereits nach drei Tagen verschwunden war. Weitere zwei Wochen später war seine Haut im Windelbereich wieder normal; der Soor kam nie wieder.

Meine Erfahrungen mit diesem Mittel sind allerdings noch nicht so umfassend, daß ich sagen kann, ob es wirklich die gängigen Behandlungen ersetzen kann. Aber es lohnt sich, dieses Mittel auszuprobieren.

Häufig machen Mütter die Erfahrung, daß der Soor in kurzen Abständen immer wieder auftritt. Dann könnte auch eine zuckerreiche (damit meine ich jegliche Art von Süßstoffen) oder basenreiche Ernährung Ursache für den Pilzbefall sein.

Achten Sie in dem Kapitel »Richtige Ernährung für gesunde Haut«, Seite 82ff., auf die entsprechenden Hinweise.

Allergische Reaktionen

Die Anzahl der Allergien bei Kindern ist in den letzten Jahren rapide gestiegen. Über mögliche Ursachen wird viel spekuliert, doch für mich ist es offensichtlich, daß wir durch eine zunehmende Umweltverschmutzung, durch verfremdete Nahrungsmittel, aber auch durch Streß ein Lebensumfeld geschaffen haben, das uns schnell gereizt reagieren läßt.

Erwachsene haben eher die Möglichkeit, eine psychische und nervliche Gereiztheit in ihrer Umgebung abzureagieren. Kinder können dies meist nur über den Körper, und dies drückt sich auch in Form von Allergien aus.

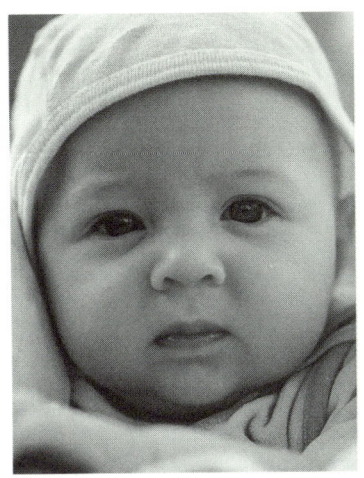

Ich habe die Allergien in das Thema Hautkrankheiten aufgenommen, da sie oft mit einer solchen verwechselt werden und sich in beunruhigender Art und Weise im Hautbild äußern.

Ursache einer **Allergie** ist eine Überreaktion des Abwehrsystems im Körper, das fremde, manchmal aber auch bereits bekannte Stoffe – die Allergene – als »feindlich« einstuft, obwohl sie eigentlich harmlos sind. Es kommt zu einer Überproduktion von Antikörpern, in der Folge wird zuviel Histamin freigesetzt, das für die Entzündung des Gewebes und all die Symptome, welche die Allergie ausmachen, verantwortlich ist.

Ein harmonisches Umfeld hilft Ihrem Kind, Allergien zu vermeiden.

Allergische Reaktionen sind leicht an der Haut abzulesen. Immer gehen sie mit einer Hautrötung einher, die mal gleichmäßig, aber oft auch wie gemasert auftritt. Sehr häufig ist diese Rötung mit einem Juckreiz verbunden.

Handelt es sich um eine **Kontaktallergie**, so zeigt sie sich meist unmittelbar nach dem Hautkontakt oder nach Auftragen eines allergisierenden Stoffes.

Tip

– Versuchen Sie, die Reste dieser Substanz vorsichtig mit Wasser von der Haut zu entfernen.

Manche Pflanzen können bei Berührung allergische Hautreaktionen (Pflanzendermatitis) verursachen. Dazu gehören die Inkalilie, Tulpen, Chrysanthemen und Primeln.

Zusammen mit Licht können einige Pflanzen auch phototoxische Reaktionen auslösen. Bekannt dafür sind der Riesenbärenklau (Herkulesstaude) und das Johanniskraut.

Oft wird eine Allergie auch durch Unverträglichkeit bestimmter Nahrungsmittel ausgelöst.

Tip

- Hier können Sie sich lediglich darum bemühen, die Ursache der allergischen Reaktion herauszufinden, um den Reizstoff künftig zu meiden.

Allergische Reaktionen auf Medikamente sind bei Babys und Kindern nicht selten, deshalb sollten Sie Medikamentengaben unbedingt richtig dosieren. Es wird nämlich meist übersehen, daß für Kinder sehr viel geringere Mengen eingesetzt werden müssen als für Erwachsene.

Beachten Sie

Allergische Reaktionen auf Insektenstiche können in manchen Fällen lebensbedrohlich sein, denn sie beschränken sich nicht nur auf die Einstichzone und ihre nähere Umgebung, sondern umfassen den ganzen Körper.

Hier muß sofort der Notarzt gerufen werden!

Zum Glück sind solche Reaktionen selten.

Eine Allergie können Sie mit Salben oder Cremes nicht heilen, sie können allenfalls den Juckreiz auf der Haut lindern, zum Beispiel mit einer Creme, die ätherisches Lavendelöl enthält (s. Rezeptteil Seite 99).

Neurodermitis

Diese Erkrankung ist nun im Gegensatz zu den beiden vorangeführten Beispielen eine echte Hautkrankheit, die in der Regel genetisch bedingt ist. Sie ist allerdings in ihrer Reaktionsweise und auch in der Symptomatik einer Allergie sehr ähnlich. Sie wird auch als

- atopische Dermatitis,
- atopisches Ekzem,
- endogenes Ekzem,
- Neurodermitis atopica oder
- Neurodermitis constitutionalis

bezeichnet.

Heute hatten oder haben bereits 12 Prozent aller Kinder unter zehn Jahren im Laufe ihres Lebens mit neurodermitischen Symptomen zu tun. Deshalb möchte ich mich hier etwas näher damit befassen.

Beachten Sie

Neurodermitis ist eine chronische Krankheit mit schubweisem Verlauf. Immer wieder scheint sie sich spontan zu bessern, bis zu erscheinungsfreiem Zustand, um dann wieder ins Gegenteil umzuschlagen.

Das unangenehme an dieser Hauterkrankung ist der **Juckreiz**, der sich vor allem abends und nachts verstärkt. Die befallenen Stellen sind gerötet und meist wie mit feinen Nadelstichen übersät, die durch den Juckreiz bedingt blutig aufgekratzt werden. Hier besteht insbesondere die Gefahr weiterer Infektionen. Dazu ist die Haut extrem trocken, da es ihr an Lipiden, den natürlichen Hautfetten, fehlt.

Besonders unangenehm bei Neurodermitis ist der starke Juckreiz.

Meist macht sich die Neurodermitis bereits ab dem 6. Lebensmonat bemerkbar durch Rötung der Wangen mit krustiger und trockener Hautoberfläche (Elefantenhaut). Auch hinter den Ohren oder am Haaransatz können sich die anfangs schuppigen und geröteten Hautstellen zeigen.

Oft beruhigt sich der Hautausschlag mit etwa einein-halb Jahren, um dann in einem Alter von zwei bis drei Jahren in den Beugen (Knie- und Armbeugen) oder an den Gelenkinnenseiten, aber auch im Gesicht und Nacken erneut mit schlimmem Juckreiz in Erscheinung zu treten.

Merkmale einer Neurodermitis

- Trockene, schuppende Haut
- Gesichtsblässe
- Blaßwerden der Haut bei Druck
- Schuppung und Einrisse an den Fingerkuppen
- Schrunden in den Mundwinkeln und an den Ohr-läppchen
- Ekzeme an Händen und Füßen
- Starker Juckreiz, auch beim Schwitzen
- Neigung zu Hautinfektionen durch Viren und Bak-terien
- Unverträglichkeit bestimmter Nahrungsmittel
- Leichte Beeinflußbarkeit durch äußere Faktoren

Mit zunehmenden Alter kann sich die Neurodermitis er-heblich verbessern. Etwa 50 Prozent sind ab der Pubertät ohne Symptome, was allerdings nicht heißt, daß sie geheilt sind.

Wie kommt es zu Neurodermitis?
Ausgelöst werden die Schübe meist durch Unverträglich-keit bestimmter Nahrungsmittel (allergische Reaktion), z.B. tierisches Eiweiß wie Eier, Milch, Fleisch oder Käse, dann oft auch Zucker, Weizen, Karotten oder Nüsse.

In manchen Fällen sind Allergene (Tierhaare, Pollen) oder auch Hausstaub mit den darin enthaltenen Milben für eine Reaktion verantwortlich.

Für Sie als Eltern ist ein detektivischer Spürsinn erforderlich, um die Reizstoffe, auf die Ihr Kind reagiert, zu entdecken.

So testen Sie Nahrungsmittel aus

- Geben Sie Ihrem Kind für eine Woche lang nur Nahrungsmittel, die sich als allergenfrei erwiesen haben. Das könnten Kartoffeln, Quinoa, Amaranth (erhältlich im Bioladen und im Reformhaus), Auberginen oder Zucchini sein.
- Sobald sich eine Besserung des Hautbildes und des Juckreizes eingestellt hat, können Sie weitere Nahrungsmittel austesten.
- Verwenden Sie bei den obengenannten reizstarken Stoffen nur ganz geringe Mengen. Am besten ist es, wenn Ihr Kind den Reizstoff lediglich in den Mund unter die Zunge schiebt.
- Wenn nach etwa einer Stunde keine Hautreaktion oder Juckreiz erfolgt ist, dann kann es von dem zu testenden Nahrungsmittel mehr essen.
- Achtung: Aufgrund der größeren Allergenmenge kann sich auch jetzt noch eine Reaktion einstellen!
- So testen Sie weitere Mittel aus, bis Sie zu einem Ergebnis kommen.
- Glücklicherweise kann ein Nahrungsmittel, das Reizungen verursacht hat, einige Zeit nach Beruhigung des Zustandes wieder verträglich sein. Testen Sie also immer wieder einmal in gewissen Abständen.

Sehr oft verschlechtert sich der Zustand durch eine **seelische** Belastung. Dies kann bei Babys und Kindern schon ein Streit der Eltern oder die Trennung von einem Elternteil sein. Auch ein Wohnort- oder Schulwechsel kann als Auslöser in Frage kommen.

Tip

- Manchmal ist auch eine **physische** Belastung, z.B. eine lange Reise, Impfungen oder Medikamente, Anlaß für einen Schub. Versuchen Sie deshalb, vermeidbare Belastungen in einen Zeitraum zu legen, wo sich der Zustand gebessert hat.
- Bereiten Sie Ihr Kind auf das bevorstehende Ereignis schonend vor.

Nun gibt es eine Reihe von Möglichkeiten, um die Symptome zu lindern.

Tip

- Verwenden Sie für Ihr Kind ausschließlich solche Cremes, die pestizidfreies Wollwachs (s. Bezugsquellen, Seite 121) enthalten und weder parfümiert noch konserviert sind.
- Vermeiden Sie Feuchtigkeitscremes und reine Fettcremes.

Im Rezeptteil finden Sie Vorschläge, um solche Cremes selbst herstellen zu können. Ein besonders wirksames Mittel für die gereizten Hautstellen sind **Samenöle**, die einen hohen Anteil an essenziellen Fettsäuren enthalten, wie Nachtkerzenöl, Hagebuttenöl (Rosa mosqueta), Borretschsamenöl und Johannisbeersamenöl.

Samenöle sind bestens geeignet, um die gereizte Haut zu pflegen.

Das Nachtkerzenöl sollte unbedingt auch oral eingenommen werden – täglich ein Teelöffel davon vor dem Frühstück, und das nicht nur bei akuten Schüben, sondern permanent.

Salzbäder verringern den Juckreiz, trocknen allerdings die Haut noch mehr aus. Deshalb empfiehlt es sich, die Haut nach dem Bad gut mit einer wollwachshaltigen Creme einzuschmieren.

Es mag ungewöhnlich und nach Hokuspokus klingen, aber es ist sehr wirkungsvoll: Duschen Sie Ihr Kind morgens zwischen sechs und acht Uhr mit etwa 30 °C warmem Wasser.

Zu diesem Zeitpunkt ist die Nebennierenrinde aktiv, die das körpereigene Kortison ausschüttet. Das Duschen bewirkt eine verstärkte Ausschüttung, die dem Körper hilft, Überreaktionen auf Allergene zu minimieren.

Hilfreich für die trockene Haut von Neurodermitikern sind tägliche Waschungen mit frischem eigenem Urin. Der darin enthaltene Harnstoff bindet Feuchtigkeit und mildert den Juckreiz. In der Apotheke können Sie harnstoffhaltige Salben beziehen.

Bei starken neurodermitischen Erscheinungen muß Ihr Kind in besondere ärztliche Behandlung. Der Kinderarzt wird sicher durch den Hautzustand frühzeitig darauf hingewiesen. Er wird Ihnen für die notwendigen Behandlungen weiterhelfen oder Sie an einen Spezialisten überweisen.

Psoriasis (Schuppenflechte)

Ebenso wie die Neurodermitis ist die Psoriasis erblich bedingt. Sie äußert sich auf der Haut mit erhabenen, meist runden, stark geröteten Flecken, die mit silbrig-grauen Schuppen überzogen sind. Nach Ablösung der Schuppen wird die befallene Stelle in sattem Rot sichtbar, häufig tritt dort ein tauförmiger Blutstropfen aus. Diese Flecken befinden sich meistens an den Armen oder Beinen, besonders am Ellenbogen und am Knie, am Haaransatz und am Rumpf. Der Juckreiz ist nur in wenigen Fällen symptomatisch.

Psoriasis tritt oft an Ellenbogen, Knie und Haaransatz auf.

Beachten Sie

Auch hier kann die Unverträglichkeit bestimmter Nahrungsmittel auslösender Faktor sein, aber in noch höheren Maße als bei der Neurodermitis ist meist ein seelischer Schock oder eine andere seelische Belastung der Anlaß für einen Schub.

Die natürlichen Behandlungsvorschläge können Sie aus dem vorangegangenen Kapitel entnehmen. Besonders gut spricht bei Psoriasis eine Salzkur (Salz vom Toten Meer) an, am besten in Verbindung mit Sonneneinwirkung.

Bei dieser Erkrankung liegt zudem ein Mangel an Fumarsäure in der Haut vor. Gute Erfolge können mit einer innerlichen und äußerlichen Behandlung durch Fumarsäure erzielt werden, die aber unter Aufsicht eines Hautarztes erfolgen sollte.

Bei Psoriasis ist eine harmonische Umgebung sehr wichtig.

Als Eltern eines an Psoriasis leidenden Kindes sollten Sie dafür sorgen, daß es möglichst vor psychischen Streßsituationen bewahrt wird. Es braucht mehr als andere Kinder eine harmonische und stabile Umgebung.

Auswirkungen von Kinderkrankheiten

Die meisten Kinderkrankheiten gehen mit intensiven Hauterscheinungen einher. Diese Krankheiten sollten immer vom Arzt betreut werden, da sie in manchen Fällen bleibende Schädigungen nach sich ziehen können. Hier möchte ich lediglich alternative Behandlungsmöglichkeiten – falls nötig – für die Haut aufzeigen.

Windpocken: Hier ist die Haut primär betroffen. Bei falscher Behandlung können unschöne Narben zurückbleiben. Für Windpocken gilt eine Inkubationszeit von

zwei bis vier Wochen. Die Haut ist übersät mit hirsekorn-
bis erbsenförmigen rotumrandeten Wasserbläschen, die
heftigen Juckreiz auslösen. Sie dürfen auf keinen Fall aufgekratzt werden, da es sonst zu weiteren Infektionen kommen kann und auch Narben zurückbleiben.

- Waschen Sie lediglich den Körper mit Kamillentee ab.
- Cremen Sie ihn anschließend mit einer juckreizstillen-
  den fetthaltigen Salbe ein (z.B. mit Kamillencreme
  oder Lavendelcreme, s. Rezeptteil, Seite 97 und 99).
- Falls Ihr Kind bereits im Säuglings- oder Kleinkindalter
  an Windpocken erkrankt, sollten Sie durch Handschuhe
  verhindern, daß es die Pappeln aufkratzen kann.

Vorsicht

Solange der Ausschlag auftritt, besteht Ansteckungs-
gefahr, auch wenn die anderen Symptome wie Fieber
oder Kopfweh abgeklungen sind.

Masern: Bei dieser Kinderkrankheit ist nicht nur die
äußere Haut betroffen, sondern häufig auch die Schleimhäute (Augen, Mundhöhle) und die Lungen (Husten). Die
Inkubationszeit beträgt etwa zehn Tage. Die Haut – auch
die Schleimhäute in der Mundhöhle – ist von einem rosa-
rostroten Ausschlag überzogen, der oft hinter den Ohren
beginnt und sich dann über den Kopf bis zum unteren
Rumpf hinunterzieht. Das Kind ist sehr matt und hat
hohes Fieber; es vermeidet es, ins Helle zu schauen, da die
Augen lichtempfindlich sind.

Beachten Sie

Diese hochansteckende Krankheit sollte unbedingt von
einem Kinderarzt behandelt werden.

Da der Hautausschlag nur sekundär auftritt, besteht kein
Bedarf einer zusätzlichen Hautpflege. Es sollte allerdings

darauf geachtet werden, daß der Ausschlag richtig zur Blüte kommt, sonst besteht die Gefahr, daß sich die Krankheit auf innere Bereiche ausweitet (Lungenentzündung).

Tip

- Waschen Sie gleich nach Erscheinen der ersten Maserungen auf der Haut den Körper mit einem lauwarmen, in Salzwasser getränkten Schwamm ab.
- Wickeln Sie das Kind anschließend in warme Decken und legen Sie es ins Bett.
- Dunkeln Sie das Zimmer ab.

Daraufhin sollte sich dann innerhalb weniger Stunden ein kräftiger Ausschlag zeigen.

Scharlach und Röteln: Auch bei diesen Infektionskrankheiten kommt es zu einem charakteristischen Hautausschlag, der bei Röteln zunächst im Gesicht beginnt und sich dann über den ganzen Körper ausbreitet. Bei Scharlach ist ebenfalls in erster Linie der Rumpf betroffen, das Mund-Kinn-Dreieck bleibt aber typischerweise von Flecken frei. Eine zusätzliche Pflege der Haut ist in beiden Fällen überflüssig.

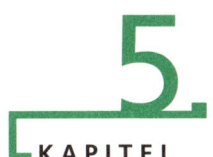

Körperpflege als Gesundheitsvorsorge

Eine ganzheitliche Körperpflege wird sich nicht mit der Behandlung der Hautoberfläche zufrieden geben. Wir haben die Möglichkeit, über die Haut auf den Gesamtorganismus einzuwirken, indem wir z.B. durch Massage oder Akupressur Nervenendigungen in der Haut stimulieren, die über die Meridiane mit den jeweiligen Organen in Verbindung stehen.

Weiterhin können wir über das, was wir an Nahrung zu uns nehmen, auch die Haut beeinflussen.

In diesem Kapitel möchte ich Ihnen Möglichkeiten zeigen, wie Sie durch ganzheitlich ausgerichtete Behandlungen die Körperpflege zu einer Steigerung des körperlichen und seelischen Wohlbefindens Ihres Kindes einsetzen können.

Aromatherapie für Babys und Kinder

Eines der ältesten Mittel zur Pflege der Haut und der Gesundheit allgemein sind die echten **ätherischen Öle**, die in der Aromatherapie zum Einsatz kommen. Im Gegensatz zur Pflanzenheilkunde wird hier nur eine Auszugsform der Pflanze benützt, nämlich ihre aromatische Essenz, das ätherische Öl. Diese meist wirksamste Substanz der Heilpflanzen befindet sich in winzigen Drüsen in ganz verschiedenen Pflanzenteilen, am häufigsten jedoch in den Blüten und Blättern.

Ätherische Öle werden überwiegend durch Dampfdestillation gewonnen, wofür große Mengen des entsprechenden Pflanzenteils aufgewendet werden müssen. Um z.B. einen Liter Rosenöl herzustellen, bedarf es einer Menge von 5000 kg Rosenblüten!

Wie die Bezeichnung »ätherisch« besagt, verflüchtigen sich diese Öle leicht in der Luft. Auf diese Weise entsteht der Duft einer Pflanze. Verwechseln Sie die ätherischen Öle nicht mit Parfüm. In einem Parfüm können auch ätherische Öle enthalten sein (früher war dies ausschließlich der Fall),in der Regel findet man heute jedoch nur synthetische Nachbildungen, die oft auch in Kosmetika eingesetzt werden.

Beachten Sie

> Ihrem Wesen nach eignen sich die ätherischen Öle besonders zur Inhalation. Sie werden so über den Weg der Atmungsorgane dem Körper zugeführt. Aufgelöst in einer Trägersubstanz, wie zum Beispiel ein pflanzliches Öl oder Alkohol, werden ätherische Öle auch über die Haut aufgenommen. Das geschieht im Bereich der Körperpflege in Form von Ölbädern, ätherischen Ölmassagen und bei der Verwendung von Cremes, die ätherische Öle enthalten.

Vielleicht ist Ihnen bei der Durchsicht des Rezeptteils bereits aufgefallen, daß in vielen Rezepturen ätherische Öle zu finden sind. Der Grund dafür ist, daß die ätherischen Öle – vorausgesetzt sie werden richtig eingesetzt – hochwirksame Heilmittel mit sehr geringen Nebenwirkungen sind. Das ist für mich ein wichtiger Gesichtspunkt bei

Anwendungen, die für die empfindliche Baby- und Kinderhaut geeignet sein sollen.

Damit diese Essenzen therapeutisch wirksam sein können, müssen ihre Reinheit und ihre Qualität von höchster Güte sein, was sie oft sehr teuer macht. Deshalb werden sie häufig mit synthetischen Nachbildungen gestreckt, manchmal sogar vollständig durch diese ersetzt.

Vorsicht

Achten Sie bitte auf meine Empfehlungen im Kapitel »Einkaufstips«, Seite 117.

Die **Aromatherapie** wurde bereits vor mehreren Jahrtausenden von Heilkundigen ausgeübt, geriet aber zeitweise fast in Vergessenheit. Erst vor wenigen Jahrzehnten wurde sie wiederentdeckt. Ihre großartigen Erfolge haben dazu geführt, daß sie innerhalb kürzester Zeit nicht nur von Heilpraktikern und Naturheilärzten, sondern auch von Wissenschaftlern aus der ganzen Welt Beachtung findet.

Doch was hat die Aromatherapie mit der Körperpflege zu tun?

Die Pflege des Körpers bedeutet für mich nicht nur seifen, cremen und ölen, sondern sie ist eine umfassende Aufgabe der Gesundheitsvorsorge im ganzheitlichen Sinne, in dem Körper, Seele und Geist eine Einheit sind.

Die Aromatherapie ist eine der wenigen Therapien, die dieses Ziel verfolgt. Besonders Kinder mit ihrer oft sehr unausgeglichenen emotionalen und körperlichen Verfassung sprechen darauf sehr gut an, denn die ätherischen Öle wirken ausgleichend und harmonisierend auf das Gesamtbefinden.

Die Aromatherapie mit ihrer harmonisierenden Wirkung ist für Kinder gut geeignet.

An dieser Stelle möchte ich aber auch eine Warnung aussprechen: Wie in jeder anderen Therapieform geht es um die Heilung, und dazu bedient man sich der Heilmittel, in diesem Fall der ätherischen Öle. Alles was heilt, kann jedoch auch schaden, das heißt krankmachen.

Beachten Sie

> Die Dosis entscheidet – bei den ätherischen Ölen in ganz besonderem Maße – über »Wohl und Wehe«.

Deshalb bitte ich Sie:

- Halten Sie sich bei den angegebenen Rezepten genau an die Dosierung.
- Bewahren Sie die Fläschchen mit den Essenzen dort auf, wo neugierige Kinderhände nicht hinkommen können.
- Tragen Sie niemals, vor allem nicht bei Babys und Kindern, ein ätherisches Öl direkt auf die Haut auf, sondern verdünnen Sie es zuerst in den zur Verwendung geeigneten Zustand.
- Noch vor etwas möchte ich Sie warnen: Ein Ölbad nehmen heißt nicht, das Öl in seiner Rohform auf das Wasser gießen. Die in dem fetten Öl verdünnten ätherischen Essenzen müssen mittels eines Emulgators mit dem Badewasser vermischt werden, sonst schwimmt das Öl oben auf und lagert sich beim Baden in höchst konzentrierter Form an der Hautoberfläche an. Das kann im Extremfall zu äußerst schmerzhaften Reizungen führen, vor allem in den Schleimhäuten und an den Augen. Halten Sie sich deshalb genau an die Rezeptur.

Vorsicht

> Zitrusöle machen die Haut lichtempfindlich. Meiden Sie deshalb nach einer Anwendung dieser ätherischen Öle für drei bis vier Stunden das Sonnenlicht.

Allergische Reaktionen sind theoretisch bei allen Stoffen möglich. Um diese zu vermeiden, gibt man zuerst etwas

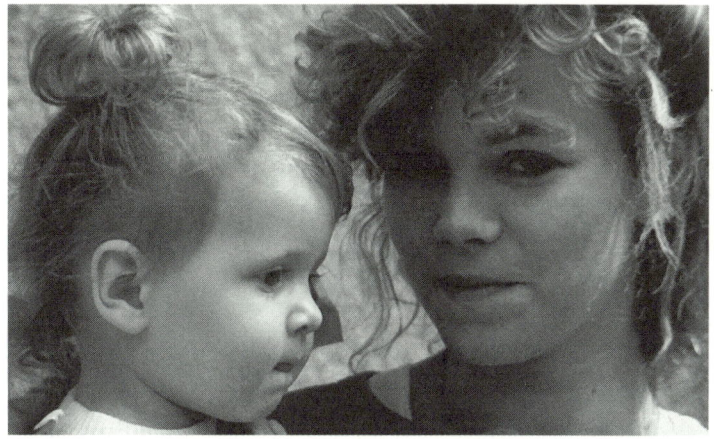

Geben Sie ein klein wenig ätherisches Öl hinter das Ohr – so können Sie testen, ob sich eine allergische Reaktion einstellt.

von der Trägersubstanz auf die Innenseite des Handgelenks oder hinter das Ohr. Sollte sich nach 24 Stunden keine Reaktion gezeigt haben, dann wird etwas von der fertigen Rezeptur auf die andere Hand- bzw. Ohrseite aufgetragen. Gibt es nach weiteren 24 Stunden keine Reaktion (Hautrötung oder Juckreiz), können Sie das Öl verwenden.

Anwendungsformen ätherischer Öle

Seit circa 10 Jahren haben Aromalampen den Markt im Sturm erobert. Es gibt sie in den verschiedensten Ausführungen:

In der Aromalampe

- mit Teelicht oder elektrischem Licht,
- in Naturstein (Alabaster) und in Keramik,
- mit Wasser als Verdunstungsträger oder mit porösem saugfähigem Ton oder Stein.

Funktion

Wie diese Lampen auch aussehen mögen, eines jedoch haben sie alle gemeinsam: Durch Erwärmung wird das ätherische Öl, das in die Lampe geträufelt wird, an die Luft abgegeben. Dies hält solange an, bis sich die flüchtigen Bestandteile vollständig aufgelöst haben.

Leider wurde diese Anwendungsform durch den Boom in den letzten Jahren auch mißbraucht. In manchen Haushalten brennen die Aromalampen Tag und Nacht, tagein, tagaus und zu allen Jahreszeiten. Der Körper gewöhnt sich daran und reagiert bald nicht mehr in gewünschter Weise, im Gegenteil: gegen diese Dauerbelastung kann er sich z.B. in Form von Allergien wehren.

Vorsicht

Wenn Sie eine Aromalampe verwenden, dann beachten Sie bitte eines: die Dosis ist entscheidend.

Ganz besonders gilt dies für Kinder. Viele Mütter kommen in Versuchung, dem Kind zum Einschlafen jedesmal z. B. Melissenöl in die Aromalampe zu geben, damit es ruhig schlafen kann. Davon rate ich aus oben genannten Gründen ab. Ich habe bei meinem Baby die Aromalampe nur dann verwendet, wenn entweder die Gefahr einer Infektion durch Ansteckung bestand oder bei großer Unruhe, wenn es beispielsweise zahnte.

Die Anwendungsmöglichkeiten sind so vielfältig, daß ich hier nicht näher darauf eingehen möchte, zumal die Aromalampe kein spezielles Thema der Hautpflege ist.

Dagegen werden ätherische Öle in der Hautpflege besonders in Verbindung mit der folgenden Anwendungsform eingesetzt.

Einreibungen/ Kompressen

Auf diese Weise können ätherische Öle zur Behandlung vieler Hautprobleme eingesetzt werden.

Kompresse: Bringen Sie eine verdünnte Essenz mit einem sauberen, mit heißem Wasser getränkten Baumwoll- oder Leintuch auf die Haut auf. Meistens wird die Kompresse ca. zwei Stunden auf der Haut gelassen; achten Sie aber darauf, daß sie nicht auskühlen kann.

Bei einer **Einreibung** wird die verdünnte Essenz direkt auf die Haut aufgebracht. Zur Verdünnung eignet sich eine duftneutrale Creme oder Milch, 60%iger Alkohol oder ein pflanzliches Öl. Reiben Sie die entsprechende Stelle am Körper kräftig damit ein.

In einer noch stärker verdünnten Form können Sie auch Mundspülungen durchführen. Verdünnen Sie das ätherische Öl mit Wasser, das Sie normalerweise zum Spülen oder auch zum Gurgeln verwenden. Spucken Sie die Flüssigkeit anschließend wieder aus. Das empfiehlt sich z.B. bei

Mund-spülungen

- Zahnschmerzen,
- Zahnfleischbluten,
- Herpes oder
- Candida-albicans-Befall.

Für Babys und Kinder besonders gut geeignet sind die ätherischen Öle in Form von Ölbädern. So können die Essenzen sowohl über die Atemwege als auch über die Haut wirken. Das warme Wasser entspannt den Körper zusätzlich, was den heilungsfördernden Einfluß der Öle verstärkt.

Bäder

Wenden Sie Ölbäder ausschließlich zu therapeutischen Zwecken an und nicht in Verbindung mit Seifen oder Tensiden.

Vorsicht

Zur therapeutischen Unterstützung einer Massage verwende ich die Essenzen besonders gern. Durch das Massieren werden die ätherischen Öle sehr leicht in die tieferen Schichten der Haut transportiert, wo sie ihre Wirkung noch besser entfalten können.

Massagen

Im folgenden Kapitel möchte ich auf die Möglichkeiten der Baby- und Kindermassage näher eingehen.

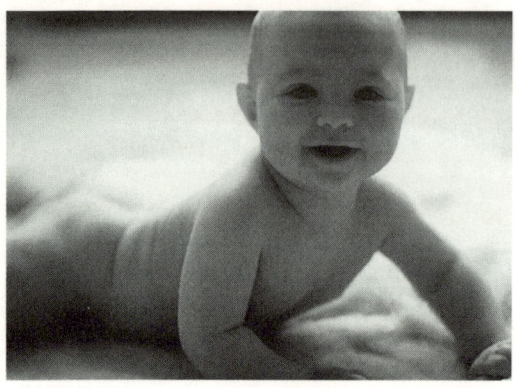

Massage

Massagen sind ein hervorragendes Mittel, um einerseits Krankheiten vorzubeugen und andererseits das Wohlbefinden zu steigern.

Durch eine spezielle Form der Massage, die **Akupressur**, können sogar Krankheiten geheilt werden. Jedoch gehört dies in die Hände eines erfahrenen Fachmannes und kann hier nur gestreift werden.

Eine kuschlige Decke ist die ideale Unterlage für eine Massage.

Die **Fußreflexzonenmassage** ist eine weitere spezielle Methode. Sie ist im Gegensatz zur Akupressur leichter erlernbar und kann auch bei Babys und Kindern angewendet werden.

Kinder sprechen besonders gut auf Massagen an, denn sie können sich leichter als Erwachsene entspannen. Doch vor Beginn sollten Sie ein paar Vorbereitungen treffen, um nicht während des Massierens unterbrechen zu müssen:

- Schaffen Sie zuerst eine wohlige und angenehm warme Umgebung.
- Vielleicht aromatisieren Sie die Raumluft mit einem entspannungsfördernden ätherischen Öl, wie z.B. Mandarine, Neroli, Ylang Ylang, Sandelholz oder Rose.
- Als Unterlage wählen Sie entweder eine nicht zu harte Matratze oder ein flaches Polster auf dem Boden. Natürlich können Sie auch im Bett oder auf dem Sofa massieren, wenn für Sie genug Bewegungsfreiraum bleibt, um von allen Seiten in entspannter Haltung zu massieren.
- Über das Polster legen Sie ein frisches, weiches Handtuch und in Reichweite weitere Handtücher oder eine kuschelige Decke, damit bereits massierte Körperteile warm gehalten werden können.

Massagen sollten nie zu einer lästigen Betätigung werden, die unter dem Zeichen steht, daß davon nur einer – in diesem Fall Ihr Kind – profitiert.

Sie werden sehen: Mit etwas Übung können Sie auch sich selbst bei den Bewegungen vollkommen entspannen, und die Massage entwickelt sich zu einem gegenseitigen Geben und Nehmen. Ihr Atem wird gleichmäßig und ruhig, Ihre Bewegungen werden fließend – Atem und Bewegung werden eins!

- Denken Sie auch daran, daß es nicht darauf ankommt, alles richtig zu machen.
- Verlassen Sie sich ganz auf Ihre Intuition.
- Keinesfalls sollte die Massage ständig unterbrochen werden, um in irgendeiner Massageanleitung den nächsten Schritt nachzuschlagen.
- Informieren Sie sich vorher und verbinden Sie Wissen mit Gefühl, dann machen Sie bestimmt nichts falsch.

Merke

Bei einer Kinder- oder Babymassage geht es nicht darum, die Muskeln optimal durchzuarbeiten. Es geht hier vielmehr um den Hautkontakt, die »Streicheleinheiten«, die wir unserem Kind mitgeben.

Ein Massageöl darf natürlich nicht fehlen. Da mit diesem auch ein therapeutischer Effekt verbunden sein soll, widmen wir ihm im folgenden Kapitel etwas mehr Aufmerksamkeit.

Verwendung von Massageölen

Das Massageöl hat zum einen den Sinn, daß die Hände des Masseurs auch bei verstärktem Druck in weichen fließenden Bewegungen arbeiten können, ohne daß die

Haut gezogen oder gezerrt wird. Zum anderen soll die Haut durch das pflegende Öl weich und geschmeidig werden.

Tip

> Als Massageöl verwenden Sie die Mischung aus einem **Basisöl** und einem **ätherischen Öl**.

Nehmen Sie als Basisöl auf jeden Fall ein rein pflanzliches Öl, das naturbelassen und kaltgepreßt sein sollte; es versorgt die Haut mit Vitaminen, Mineralien und Fettsäuren. Am besten eignen sich zum Massieren Mandelöl und Jojobaöl, aber Sie können selbstverständlich auch jedes andere Ihnen angenehme oder gerade vorrätige pflanzliche Öl verwenden.

Die heilungsfördernden ätherischen Öle werden zusammen mit dem Basisöl eingesetzt.

Vorsicht

> Ätherische Öle sind hochkonzentrierte Stoffe. Sie dürfen Sie niemals unverdünnt auf die Haut auftragen, da es sonst zu unangenehmen Nebeneffekten kommen kann.

Beachten Sie

> Nehmen Sie nur solche Essenzen für die Herstellung von Massageölen, die ausdrücklich als »ätherisches Öl« gekennzeichnet sind. Aromaöle oder Duftöle eignen sich nicht für die Massage, da sie in der Regel synthetisch oder halbsynthetisch sind.

Hier wollen wir uns jedoch verstärkt mit den Essenzen beschäftigen, die das körperliche Wohlbefinden von Kindern und Babys steigern können und ausgleichend auf die psychische Konstitution wirken.

Mischen Sie als **Grundrezeptur:**
Basisöl : ätherisches Öl = 96 % : 4 %
- Das bedeutet, daß 100 ml Basisöl etwa 40 Tropfen ätherisches Öl beigemischt werden.

Da die ätherischen Öle in ihrer Intensität unterschiedlich sind, habe ich die Verdünnungen im Verhältnis zum Basisöl bei jeder Essenz angegeben.

Essenzen für die Baby- und Kindermassage

Achten Sie darauf, daß es sich wirklich um das echte ätherische Rosenöl handelt. Es ist nämlich sehr teuer und wird deshalb oft verfälscht oder synthetisch angeboten.
    Rosenöl wirkt harmonisierend und krampflösend und hat eine ausgezeichnete Wirkung bei nervöser und auch trockener Haut. Es läßt sich gut mit Sandelholz- und Mimosenöl mischen.

Rose

- für Kinder: 2 ml Rosenöl auf 100 ml Basisöl
- für Babys: 1 ml Tropfen Rosenöl auf 100 ml Basisöl

Mischung

Jasminöl hilft gegen Angstzustände und emotionale »Tiefs«. Es wirkt stärkend auf das Selbstvertrauen des Kindes. In der Hautpflege wird es ähnlich wie die Rose gegen gereizte und trockene Haut eingesetzt. Echtes Jasminöl ist noch teurer als Rosenöl.
    Jasminöl ist ein Solitäröl und sollte nicht mit anderen ätherischen Ölen gemischt werden.

Jasmin

- für Kinder: 1 ml Jasminöl auf 100 ml Basisöl
- für Babys: 1 ml Jasminöl auf 100 ml Basisöl

Mischung

Das ätherische Kamillenöl wirkt entkrampfend, schmerzstillend und lösend, besonders bei Verdauungsstörungen. Durch seinen natürlichen Anteil an Azulen wird es auf der Haut auch bei Entzündungen und Ekzemen eingesetzt.

**Echte Kamille
(blaue Essenz)**

71

Vorsicht

> Kamillenöl kann in seltenen Fällen allergisierend wirken.

Kamille paßt gut zu Lavendel- und Melissenöl.

Mischung

- für Kinder: 2 ml Kamillenöl auf 100 ml Basisöl
- für Babys: 1 ml Kamillenöl auf 100 ml Basisöl

Lavendel

Lavendelöl ist das klassische Öl, um ein erhitztes Gemüt zu beruhigen. So eignet sich eine Massage mit diesem Öl besonders am Abend vor dem Zubettgehen, denn es sorgt für tiefen und entspannten Schlaf. Auf die Haut hat Lavendelöl ebenfalls eine beruhigende Wirkung; hier eignet es sich bei nervösem Hautbild, Juckreiz und Pilzbefall.

Lavendelöl läßt sich gut mit anderen ätherischen Ölen mischen. Für Kinder besonders geeignet sind Geranien-, Rosen- und Neroliöl.

Mischung

- für Kinder: 4 ml Lavendelöl auf 100 ml Basisöl
- für Babys: 2 ml Lavendelöl auf 100 ml Basisöl

Sandelholz

Sandelholzöl fördert das seelische Gleichgewicht und nimmt Kindern Kontaktängste. Bei Aggressionen, innerer Unruhe und (Schul-)Streß wirkt es beruhigend und harmonisierend.

Für die Haut wird es verwendet, um Juckreiz zu beruhigen und Entzündungen entgegenzuwirken.

In einer Mischung verträgt es sich gut mit Rose, Ylang Ylang und Lemongras.

Mischung

- für Kinder: 4 ml Sandelholzöl auf 100 ml Basisöl
- für Babys: 2 ml Sandelholzöl auf 100 ml Basisöl

Fenchel

Fenchelöl ist ein fast klassisches Öl zur Behandlung von Säuglingskoliken und allgemeinen Verdauungsbeschwerden; außerdem wird es zur Behandlung trockener und gereizter Haut eingesetzt. Gegen Koliken können Sie zusätzlich Anisöl und Kümmelöl beigeben.

- für Kinder: 4 ml Fenchelöl auf 100 ml Basisöl
- für Babys: 4 ml Fenchelöl auf 100 ml Basisöl

Mischung

Die bis jetzt aufgeführten ätherischen Öle haben alle beruhigenden Charakter, sind also mehr für die **abendliche** Massage ausgesucht.

Die nun folgenden Essenzen sollen die Lebensgeister wecken und erfrischen. Daher eignen sie sich besonders für eine **morgendliche** Massage.

Das ätherische Öl der Zirbelkiefer wirkt stärkend, aufbauend und regenerierend. Bei Muskelverspannungen hat es krampflösende Eigenschaften; ferner fördert es die Durchblutung, daher ist es auch bei einer Unterkühlung angezeigt. Es wird bei einer fettigen und unreinen Haut angewendet.

Zirbelkiefer

Wollen Sie das Öl mischen, dann können Sie dazu besonders gut Myrte, Eukalyptus und Wacholder verwenden.

- für Kinder: 4 ml Zirbelkieferöl auf 100 ml Basisöl
- für Babys: 2 ml Zirbelkieferöl auf 100 ml Basisöl

Mischung

Das aus der Zitronenschale gepreßte Öl regt den Kreislauf an, entschlackt und stärkt die Abwehrkräfte. Es fördert die Psyche und hellt die Stimmung auf.

Zitrone

Auf empfindlicher Haut kann das Öl bei Sonneneinstrahlung Irritationen verursachen.

Vorsicht

Mischungen mit Fenchel und Lavendel sind möglich.

Mischung	▬ für Kinder: 4 ml Zitronenöl auf 100 ml Basisöl ▬ für Babys: 2 ml Zitronenöl auf 100 ml Basisöl

Myrte	Das Myrtenöl ist gut geeignet, um die Selbstreinigung und Entschlackung der Haut und auch der Atemwege zu fördern. Deshalb wird es zur Behandlung von Akne und unreiner Haut eingesetzt. Eine Massage während einer Erkrankung, bei der auch die Atemwege befallen sind, wird den Genesungsprozeß beschleunigen. Sie können es mit Neroli und Lavendel mischen.

Mischung	▬ für Kinder: 4 ml Myrtenöl auf 100 ml Basisöl ▬ für Babys: 2 ml Myrtenöl auf 100 ml Basisöl

Spezielle Babymassage

Aus Indien stammt eine Babymassage, die ich Ihnen hier in einer vereinfachten Form beschreiben möchte. Sie ist für Babys zwischen einem und neun Monaten geeignet.

Zunächst einige grundsätzliche Hinweise, die Sie bei der Massage beachten sollten:

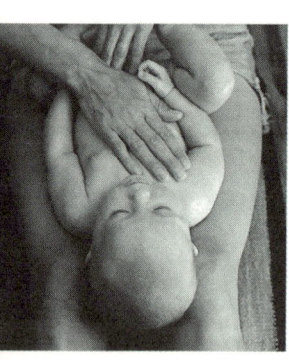

▬ Am besten massieren Sie Ihr Baby, indem Sie sich mit ausgestreckten Beinen auf den Boden setzen.
▬ Nun legen Sie Ihr Baby entkleidet auf Ihre nackten Beine und zwar so, daß Sie sich gegenseitig anschauen können. Der Kopf des Babys ruht zwischen Ihren Knien.
▬ Achten Sie darauf, daß der Raum gut gewärmt ist, oder – falls Sie die Massage im Freien vornehmen – daß es keinen Zug bekommt.
▬ Massieren Sie nicht nach dem Stillen oder Füttern.

Auch hier verwenden Sie ein Massageöl Ihrer Wahl. In Indien wird traditionell **Kokosöl** verwendet, das in seiner kaltgepreßten Form ein ausgezeichnetes Hautöl ist. Das Öl sollte entweder angewärmt bereitstehen, oder Sie wärmen es, indem Sie es portionsweise in Ihrer Hand verteilen. Erst dann sollten Sie das Öl auf der Haut Ihres Babys verteilen.

- Beginnen Sie mit der Brust, streichen Sie ganz langsam mit beiden Händen von der Brustmitte nach außen.
- Folgen Sie den Rippen und streichen Sie soweit, bis Ihre Hände auf die Unterlage – Ihre Beine – treffen.
- Wiederholen Sie diesen Schritt sooft Sie wollen bzw. solange Sie das Gefühl haben, daß es gut für Ihr Baby ist. Dies gilt auch für alle nun folgenden Griffe.

- Drehen Sie Ihr Baby jetzt ganz leicht zur Seite und umfassen Sie mit einer Hand die zu Ihnen gedrehte Schulter.
- Streichen Sie an der Flanke nach unten, bis Sie auf die Hüfte treffen. Gleichzeitig setzen Sie Ihre zweite Hand an der selben Schulter an und wiederholen die Bewegung. Ihre Hände streichen also kontinuierlich im Wechsel von der Schulter bis zur Hüfte.
- Drehen Sie anschließend Ihr Baby auf die andere Seite und beginnen Sie damit von vorne.

Für den nächsten Schritt richten Sie den Körper wieder gerade aus, so daß Sie sich gegenseitig betrachten können. Die gleiche Streichbewegung erfolgt nun über Kreuz, von der linken Schulter zur rechten Hüfte und von der rechten Schulter zur linken Hüfte.

Beginnen Sie mit ihrer rechten Hand und lassen Sie die linke folgen, wenn die rechte Hand die linke Hüftseite erreicht hat. Dann wechselt die rechte Hand die Schulterseite und die linke Hand folgt ihr.

Behalten Sie immer den gleichen Rhythmus, ohne schneller zu werden. Bleiben Sie langsam und bedächtig.

Armmassage

- Als nächsten Schritt drehen Sie Ihr Baby ganz auf die Seite.
- Umfassen Sie mit einer Hand das Handgelenk und mit der anderen seine Schulter.
- Streichen Sie nun, als ob Sie den Arm melken möchten, in Richtung Handgelenk, indem Sie den Arm mit Ihrer Hand ringförmig umschließen. Der Arm Ihres Babys zeigt nach oben.

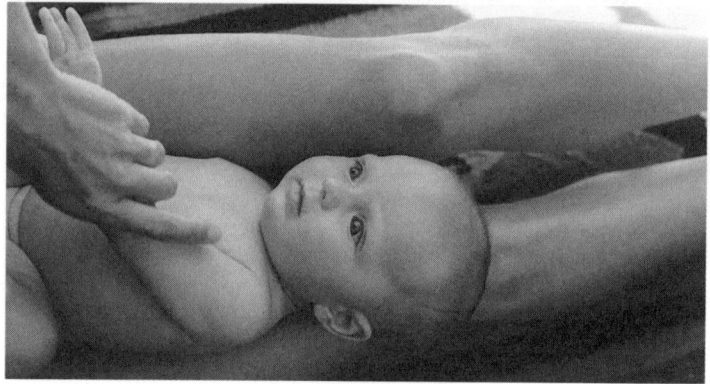

Auch hier arbeiten Ihre Hände im Wechsel. Sobald die streichende Hand das Handgelenk erreicht hat, wechselt sie die Hand ab, die den Arm festhielt. Diese setzt nun wiederum oben an der Schulter an und wiederholt den »Melkgriff«.

Achten Sie darauf, daß ihre Hände gut geölt sind, so daß Sie ohne Reibung, aber mit verstärktem Druck die Arme Ihres Babys massieren können.

Handmassage

- Legen Sie nun die Rückhand Ihres Babys in Ihre übereinandergelegten Innenhände.
- Fahren Sie abwechselnd mit Ihren Daumen vom Handgelenk über die Innenseite bis zu den Fingerspitzen. Die Hand Ihres Baby wird dadurch ständig entfaltet.
- Abschließend umfassen Sie mit Ihrer Hand die Hand Ihres Babys und üben ohne Bewegung einen ge-

mäßigten Druck aus, so als ob Sie die vorherige Bewegung beruhigen wollen. Diesen Schritt wiederholen Sie mit dem anderen Arm und der anderen Hand.

Bauchmassage

- Legen Sie Ihr Baby nun wieder auf den Rücken.
- Massieren Sie mit anfänglich nur ganz wenig Druck den Bauch.
- Setzen sie mit der gleichen Technik wie bei den Flanken unterhalb der Rippen an und streichen Sie in Richtung Unterleib, so als ob Sie den Darm entleeren wollten. Auch hier folgt im Wechsel eine Hand der anderen.
- Verstärken sie nun kontinuierlich den Druck.

Bein- und Fuß-massage

Anschließend folgen die **Beine**. Sie werden genauso massiert, wie die Arme, wobei hier die Seitenlage nicht erforderlich ist. Denken Sie wieder daran, daß Ihre Hände gut geölt sein sollen, damit die Haut nicht unangenehm gezerrt wird.

Wie bei den Armen massieren Sie in Richtung Fußgelenk, das sie mit der anderen Hand nach oben halten. Auch die **Füße** werden mit der gleichen Technik wie die Hände massiert.

Rückenmassage

- Um den Rücken massieren zu können, legen Sie Ihr Baby quer über Ihre Oberschenkel.
- Die Bewegung Ihrer Hände erfolgt nun im 90-Grad-Winkel zu seiner Wirbelsäule, das heißt also quer. Ihre rechte Hand faßt die Flanke, die auf Ihre Füße gerichtet ist, ihre linke Hand beginnt an der Flanke, die auf Ihren Körper gerichtet ist.
- Die rechte Hand streicht nun nach unten – also auf Sie zu, während gleichzeitig die linke Hand nach oben streicht – also von Ihnen weg.
- Achten Sie darauf, daß die Hände auch die Flanken einschließen.
- Ihre Handbewegungen, die nun ein kontinuierliches Auf und Ab quer über den Rücken beschreiben, arbeiten sich

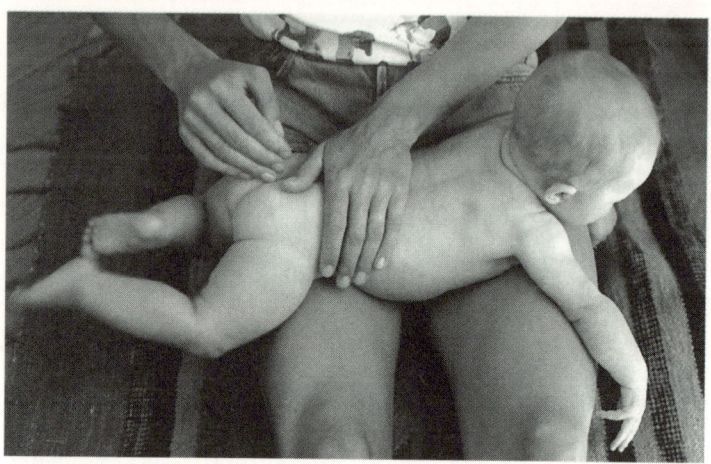

langsam von der Schulter in Richtung Pobacken vor und von dort wieder in Richtung Schulter zurück. Es gibt demnach zwei verschiedene Bewegungsrichtungen, einmal quer und einmal längs zur Wirbelsäule.

— Machen Sie diesen Massageschritt möglichst ausführlich mit gleichmäßigen und leichten Streichbewegungen.

— Beim nächsten Schritt wird nur die Hand aktiv sein, die dem Kopf Ihres Babys am nächsten ist. Die andere Hand umfaßt die Pobacken und bleibt ruhig liegen.

— Fahren Sie mit der aktiven Hand ganz langsam und konzentriert mit gemäßigtem Druck vom Nacken bis zum Gesäß hinunter.

— Wiederholen Sie dies immer wieder.

— Legen Sie in diesen Akt Ihre ganze Tiefe und Empfindung für Ihr Kind.

— Nun fassen Sie mit der ruhenden Hand beide Füße und strecken sie leicht vom Rumpf weg.

— Verlängern Sie mit der aktiven Hand die streichende Bewegung und fahren Sie von der Schulter über die Pobacken hinunter bis zu den Fersen.

— Wiederholen Sie diese Bewegung mehrmals innig und langsam. So streichen Sie Spannungen aller Art aus der Wirbelsäule heraus.

- Als letztes folgt das Gesicht, das nicht mit der ganzen Handfläche bearbeitet wird, sondern mit der Innenseite der aneinandergelegten Finger.
- Beginnen Sie mit der Stirn und streichen Sie von der Mitte weg nach außen, als ob Sie Buchseiten glätten.
- Nachdem Sie dies einige Male wiederholt haben, setzen Sie mit der Innenseite Ihrer beiden Daumen seitlich an der Nasenspitze an und fahren in Richtung Stirn.
- Wiederholen Sie diese Bewegung mehrmals.
- Dann erfolgt der gleiche Griff abwärts, von den Augenlidern beginnend über die Nasenflügel hinweg bis zu den Mundwinkeln.
- Setzen Sie anschließend Ihre Daumen nebeneinander oberhalb des Kinns an und streichen den Kiefer seitlich bis zu den Ohrläppchen entlang.
- Nach der üblichen Wiederholung nehmen Sie wieder die Innenfläche Ihrer geschlossenen Finger und setzen beide Hände unterhalb des Ohres an.
- Streichen Sie nun mit gemäßigtem Druck am Hals entlang und über die Schulter hinaus.
- Auch bei diesem letzten Griff setzen Sie die Bewegung einige Male fort, bis Sie schließlich die Schultern umfassen und mehrere tiefe Atemzüge lang in der Bewegung innehalten. In diesen Moment legen Sie all Ihre Liebe und Zärtlichkeit zu Ihrem Kind hinein.

Gesichtsmassage

Sie können sich bestimmt vorstellen, wie entspannend diese Massagen auf Ihr Baby, aber auch auf Sie selbst wirken, vorausgesetzt, Sie machen es richtig. Am besten führen Sie die Massage am Abend durch. Sie werden sehen, wie tief und entspannt dann der Schlaf sein wird.

Neigt Ihr Baby zu Blähungen, dann massieren Sie die Bauchregion mit einer Mischung aus einem Tropfen Fenchelöl auf einen Teelöffel Kokosöl.

Tip

Wie bereits erwähnt, können Sie Massagen wunderbar mit Aromatherapie verbinden, auch bei der Babymassage.

Fußreflexzonenmassage

Sehr wirkungsvoll als Gesundheitsvorsorge ist die Fußreflexzonenmassage, die sich auch hervorragend für Kinder und Kleinkinder eignet.

Über die Fuß-
reflexzonen-
massage können
innere Organe
positiv beein-
flußt werden.

Diese Therapieform hat ihre Wurzeln in der traditionellen chinesischen Akupressur, wo durch Druck auf bestimmte Körperstellen über die Meridiane Einfluß auf die verschiedenen Organe ausgeübt werden kann. Diese Stellen sind ganz besonders dicht an den Ohren, Händen und Fußsohlen. Dort findet sich das gesamte Abbild unseres Organismus wieder. An den Füßen lassen sich diese sogenannten Reflexzonen besonders leicht durch Massage stimulieren.

Die Therapiemöglichkeiten im einzelnen zu besprechen würde den Rahmen dieses Buches sprengen. Sie erhalten im Literaturteil (s. Seite 123) Buchtips, die Ihnen helfen, sich in dieses Thema zu vertiefen.

In diesem Kapitel geht es mir mehr um die Möglichkeit der Gesundheitsvorsorge, die sich – ohne große Vorbereitungen treffen zu müssen – auch im Alltag oder »mal zwischendurch« leicht realisieren läßt.

Sie können die Aromatherapie bei dieser Methode wunderbar einsetzen; mit einem Massageöl Ihrer Wahl wird die Wirkung noch verbessert.

Bei der Fußreflexzonenmassage gibt es eine **Grifftechnik**, die Sie beachten sollten. Sie massieren immer nur mit einer Hand. Die andere Hand hält als Stützhand den Fuß an der gegenüberliegenden Seite der gerade zu massierenden Stelle. Wenn Sie beispielsweise die Fußsohle bearbeiten,

dann umfaßt die Stützhand den Fußrücken, wenn Sie die
Zehen massieren, halten Sie die Fußsohle usw.

Massiert wird mit der Daumenkuppe. Achten Sie darauf, daß Ihr Daumennagel kurz geschnitten ist. Der
Druck, der durch den Daumen ausgeübt wird, soll
ebenso wie die Bewegung von der Handfläche aus
erfolgen.

Die kreisförmige Bewegung, die bei Kindern etwa einen
Durchmesser von einem Zentimeter beschreibt, wird
rhythmisch mit zunehmendem und abnehmendem Druck
verbunden. Schieben Sie das Hautgewebe über dem Knochen und achten Sie dabei auf Verdickungen oder Ver-
härtungen unter der Haut. Auch wenn es Ihr Kind als
unangenehm empfindet: Behandeln Sie schmerzhafte
Punkte mit größerer Hingabe.

Die Stärke des Druckes muß natürlich an das Alter Ihres
Kindes angepaßt sein, das werden Sie sicherlich mit
etwas intuitivem Empfinden selbst herausfinden.
Bedenken Sie aber, daß dies keine Streichelmassage ist!

- Beginnen Sie die Massage, indem Sie den Fuß mit beiden Händen umschließen. Machen Sie sich erst »vertraut«.
- Lassen Sie Ihren Streß abgleiten und konzentrieren Sie
  sich ganz auf die Massage. Beginn und Reihenfolge spielen hier keine Rolle.
- Lassen Sie sich ganz von Ihrem Gefühl leiten. Durch die
  Stimulation der Reflexzonen werden in den entsprechenden Organen Schlacken abgebaut, die den gesunden Energiefluß beeinträchtigen. Dabei werden diese

den Körper belastenden Giftstoffe über Harn, Stuhl und Schweiß ausgeschieden.

- Die Massage wird für beide Füße nicht mehr als 15 Minuten beanspruchen, doch sollte sie idealerweise täglich wiederholt werden.
- Streichen Sie als Abschluß mit beiden Händen in sanften Bewegungen von den Fußfesseln über die Zehen mehrmals hinaus (Ausstreichen).

Tip

Tip für eine alternative Fußreflexzonenmassage: Lassen Sie Ihr Kind draußen möglichst viel barfuß laufen, damit wird ein natürliches Durchmassieren des Fußes erreicht.

Als Massageöl für die Füße eignen sich besonders gut:
- Salbeiöl (ätherisch)
- Myrtenöl
- Zitronenöl
- Zypressenöl
- Sandelholzöl

Stellen Sie das Öl genauso her, wie im Kapitel »Verwendung von Massageölen«, Seite 69ff., beschrieben ist. Für die Füße können Sie jedoch auch die doppelte Menge an ätherischen Ölen einsetzen.

Richtige Ernährung für gesunde Haut

Die Gesundheit der Haut kann durch eine falsche Ernährung erheblich beeinträchtigt werden. Andersherum können wir sogar einige genetisch bedingte Hautkrankheiten, wie Neurodermitis oder Psoriasis (Schuppenflechte), durch richtige Ernährung positiv beeinflussen.

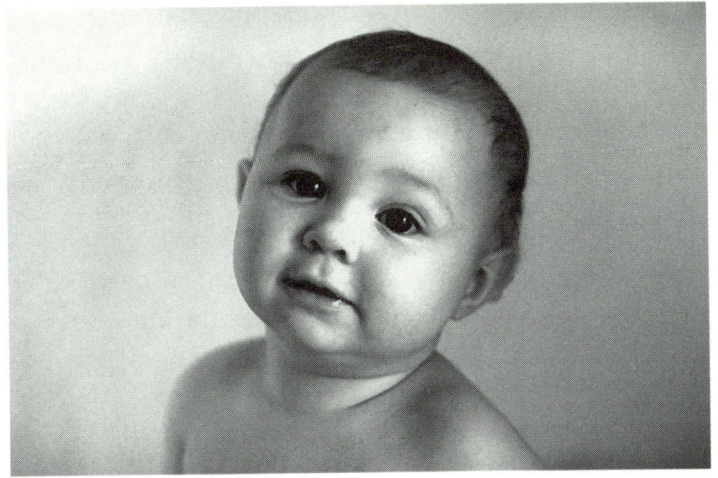

Gesunde Ernährung ist eine wichtige Voraussetzung für gesunde Haut.

Die Haut kann besonders bei Babys und Kindern innerhalb weniger Stunden nach der Nahrungsaufnahme signalisieren, was für den Organismus zuträglich ist oder nicht. Hier gilt es gut zu beobachten und anhand eines veränderten Hautbildes, z.B. Pickel, Rötungen und Reizungen, Rückschlüsse auf eventuelle Unverträglichkeiten mit verschiedenen Nahrungsmitteln zu ziehen. Es geht weniger um Allergien, die sich ganz offensichtlich ausdrücken, wie bereits im Kapitel »Allergische Reaktionen«, Seite 50ff., aufgeführt. Viel wichtiger ist es, bei einer Veranlagung für Neurodermitis, Psoriasis oder jugendlichen Diabetes möglichst frühzeitig zu erkennen, welche Nahrung die Probleme verschlimmert.

Die Haut zeigt in kurzer Zeit an, welche Nahrungsmittel Probleme bereiten.

Darüber hinaus reagiert die Haut auch auf eine Anzahl von inneren Erkrankungen, wie Leberschädigung, Nierenschwäche, Darmträgheit etc.

In diesem Kapitel möchte ich mich dem Thema widmen, wie Sie durch eine richtige Ernährung das Hautbild gesund erhalten oder bei einer Problemhaut verbessern können. Dies möchte ich anhand der verschiedenen Nahrungsbausteine, die einen Bezug zur Haut haben, im einzelnen beschreiben.

Eiweiß (Protein)

Eiweiß ist für den Menschen ein unentbehrlicher Nährstoff; es kann durch nichts ersetzt werden. Seine Grundbausteine sind die Aminosäuren, die nur zum Teil vom Körper selbst gebildet werden können. In der Regel sollte das Eiweiß, das wir mit der Nahrung zu uns nehmen, zur Hälfte pflanzlicher und zur Hälfte tierischer Herkunft sein. Allerdings ist es möglich, den Eiweißbedarf einseitig in das eine oder andere Extrem zu verlagern, wie dies in bestimmten Kulturen oder Religionen der Fall ist.

Eiweiß besteht aus Aminosäuren.

Während in vielen Ländern der Dritten Welt Eiweißmangel herrscht, haben wir in unserem Kulturkreis eher Probleme mit einer Überversorgung, vor allem mit tierischem Eiweiß.

Manches Eiweiß, zum Beispiel das in der Kuhmilch, kann bei Babys und Kindern mit einer Veranlagung für Neurodermitis zu heftigen Schüben führen.

Tip

Achten Sie deshalb bei der Einführung von Flaschennahrung darauf, welche Hauterscheinungen sich innerhalb der nächsten 48 Stunden bemerkbar machen. Hautrötungen, Pickel und die Bildung von Schuppen können Hinweise sein, daß bestimmte Eiweiße nicht vertragen werden.

Fett

Für das Fett in unserer Nahrung gilt etwa das gleiche wie für Eiweiß: Es stammt ebenfalls sowohl von Pflanzen als auch von Tieren, und wir haben in den westlichen Industrieländern eher mit einem Zuviel als einem Zuwenig an Fett zu kämpfen. Dennoch kann ein Mangel an mehrfach ungesättigten Fettsäuren – einem wichtigen Bestandteil der Fette – auftreten, und zwar dann, wenn die Ernährung überwiegend auf tierische Fette aufbaut.

So kommt es nicht selten vor, daß bereits Kleinkinder an einem Defizit von Linolsäure leiden. Dies zeigt sich im Hautbild durch Trockenheit, Rauhigkeit und eine erhöhte Infektionsgefahr. Auch Haarausfall und Augenbrennen infolge Wasserverlust in den Tränendrüsen sind häufige Begleiterscheinungen von Linolsäuremangel.

Tip

Beugen Sie einem Mangel an Linolsäure vor. Geben Sie dem Essen immer ein paar Tropfen von den Speiseölen zu, die reich an essenziellen Fettsäuren sind. Bei akutem Mangel empfiehlt sich eine zusätzliche Gabe von Nachtkerzenöl (ca. 1 Teelöffel täglich).

Ein zuviel an Fetten in der Nahrung, besonders an tierischen, kann sich im Hautbild durch vermehrte Talgablagerungen ausdrücken, womit meist eine erhöhte Infektionsgefahr verbunden ist. Bei seborrhoischem Ekzemen und Schuppenflechte ist eine Verschlechterung zu erwarten.

Das gleiche gilt auch für den fettähnlichen Ernährungsbestandteil **Cholesterin**. Cholesterin kommt zum einen in der Haut vor, und zwar innerhalb des Hydrolipidmantels (s. Kapitel »Funktionen der Haut«, Seite 11).

Beachten Sie

Ein Cholesterinmangel in der Haut ist häufig genetisch bedingt und hat zur Folge, daß die Haut trocken und spröde wird. Allerdings kann auch Streß den Cholesterinanteil in der Haut verringern.

Weiterhin findet sich Cholesterin in der Blutbahn, wo es an Eiweiß gebunden ist und bei übermäßiger Anlagerung

Cholesterin ist
ein Risikofak-
tor für Arterio-
sklerose.

an die Arterienwände die sog. Arteriosklerose auslösen
kann. Dieses Cholesterin können Sie – im Gegensatz zu
dem in der Haut vorkommenden – über eine Nahrungs-
umstellung beeinflussen. Trotzdem sollte man nicht
grundsätzlich cholesterinhaltige Nahrung vom Speisezettel
verbannen. Das halte ich für genauso schädlich wie ein
Zuviel davon.

Kohlenhydrate

Kohlenhydrate sind insofern für die Haut bedeutsam, da
sie mitverantwortlich für die Bildung des natürlichen
Fettspeichers in der Unterhaut sind. Der ist nicht nur als
Energielieferant wichtig, sondern er hilft auch als natürliche Isolierung den Wärmehaushalt zu regulieren. Gerade
bei Babys ist dies von enormer Bedeutung.

Beachten Sie

Der in der Muttermilch enthaltene Milchzucker
reicht für die Versorgung vollkommen aus. Bei der
Umstellung auf Flaschennahrung müssen Sie allerdings dafür sorgen, daß diese Kohlenhydrate ersetzt
werden.

Ein Zuviel an Kohlenhydraten kann zum einen die
Talgproduktion verstärken und zum anderen ein für Pilze
günstiges Milieu schaffen (unreine Haut). Ist es erst einmal
zu einer Pilzerkrankung gekommen, steigt natürlich auch
das Risiko anderer Infektionen.

Ballaststoffe

Sie sind für eine gesunde Darmtätigkeit unentbehrlich, die
wiederum eine wesentliche Voraussetzung für ein gutes
Hautbild darstellt. Unreine Haut ist häufig ein Anzeichen
von zuwenig Ballaststoffen.

Tip

Achten Sie unbedingt darauf, daß immer ausreichend Ballaststoffe in der Nahrung vorhanden sind.

Vitamine

Vitamine sind wichtige Bausteine für Enzyme und Hormone; sie sind an der Regulation des Stoffwechsels und an der Organisation fast aller anderen Abläufe im Körper beteiligt. Vitamine kann der Körper nicht oder nur in ganz geringem Maße herstellen; deshalb müssen wir sie mit der Nahrung aufnehmen.

Beachten Sie

In der Regel ist der mit der Nahrung aufgenommene Anteil an Vitaminen völlig ausreichend. Eine zusätzliche Einnahme in Form von Vitamintabletten ist – außer bei konkreten Beschwerden oder Krankheiten – nicht nötig!

Es folgt eine kurze Übersicht der Vitamine, die für die Haut von besonderer Bedeutung sind.

Vitamin A

Vitamin A (Retinol), auch das »Hautvitamin« genannt, ist besonders wichtig, da es für die Erneuerung der Zellen zuständig ist. Es hält die Haut (auch die Schleimhäute) gesund und geschmeidig, ferner stärkt es die Abwehrkräfte.

Vitamin A findet sich ausschließlich in tierischen Nahrungsmitteln, wie zum Beispiel Leber und Lebertran, Eigelb, Fisch, Innereien, Geflügel, Vollmilch und die Produkte daraus.

Ein Mangel daran macht sich durch trockene und spröde Haut, schlechte Wundheilung, tränende oder brennende Augen, verschlechterte Sehfähigkeit (Nachtblindheit), Konzentrationsstörungen u.a. bemerkbar.

Das Provitamin A oder Beta-Carotin, eine Vorstufe von Vitamin A, kommt ausschließlich in pflanzlicher Nahrung vor, besonders in Karotten (daher auch der Name), Melonen, Kürbis, Tomaten, Grünkohl, Spinat, Feldsalat, Hülsenfrüchten. Es wird im Körper in Vitamin A umgewandelt. Fehlt das Provitamin gleichzeitig mit dem Vitamin A, dann kommt es zu den selben Mangelerscheinungen.

Vorsicht

Zuviel Vitamin A durch Tabletteneinnahme kann toxisch wirken und zu Blutungen und Stoffwechselstörungen führen.

Vitamin E

Vitamin E (Tocopherol) ist in der Haut für die Bildung des Bindegewebes und für die Zellerneuerung zuständig. Es wirkt als Antioxidans, das heißt, es schützt mehrfach ungesättigte Fettsäuren vor der Oxidation durch Sauerstoff.

Vitamin E ist in den Keimzellen der Pflanzen enthalten, vor allem in Weizenkeimen, ferner in Nüssen, Soja, grünem Gemüse, Sellerie, Lauch, aber auch in Eigelb, Butter, Milch, Fleisch und Geflügel.

Ist dieses Vitamin nur ungenügend vorhanden, dann erkennen Sie das unter anderem daran, daß die Wundheilung verzögert ist und Narben sich schlecht zurückbilden.

Vitamin B$_2$

Vitamin B$_2$ (Riboflavin) ist ebenso wie Vitamin A ein wichtiges Hautvitamin, denn es sorgt für den gesunden Aufbau von Oberhaut, Haaren und Nägeln. Es transportiert Sauerstoff, um die Zellatmung zu ermöglichen.

Ein Mangel macht sich an der Haut durch Risse, beispielsweise an den Mundwinkeln oder an den Fingern, durch entzündliche Veränderungen und durch Neigung zu Schwielenbildung bemerkbar.

Vitamin B_2 findet sich überwiegend in Milch, Bierhefe, Keimlingen und Innereien wieder.

Vitamin B_6

Vitamin B_6 (Pyridoxin) ist ein Bestandteil vieler Enzyme, es wirkt hauptsächlich am Abbau von Kohlenhydraten, Eiweißen und Fetten und an der Bildung von roten Blutkörperchen und Antikörpern mit.

Ein Mangel daran kann zu Anämie und schweren Schleimhautentzündungen führen, aber auch zu einer vermehrten Schuppenbildung.

Vitamin B_6 ist in Weizenkeimen, Bananen, Kartoffeln, Hülsenfrüchten, Leber, Geflügel und Fisch enthalten.

Vorsicht

Da die Aufnahme von Vitamin B_6 durch zuckerhaltige Nahrungsmittel behindert wird, kommt eine Mangelerscheinung bei Kindern häufiger vor.

Vitamin H

Vitamin H (Biotin) wirkt beim Auf- und Abbau von Kohlenhydraten und Fettsäuren mit und ist wichtig für das Ausscheiden von Abfallstoffen, die beim Eiweißabbau entstehen.

Ist dieses Vitamin nur ungenügend im Körper vorhanden, macht sich das in Form von trockener, fleckiger und schuppiger Haut bemerkbar. Entzündungen, vor allem an Armen (Hände) und Beinen, und auch Haarausfall können ebenfalls durch einen Mangel an Vitamin H verursacht werden.

Vitamin H kommt in Obst, vor allem Bananen, Wassermelonen und Grapefruits, Trockenbohnen, Leber, Eigelb und Pilzen vor.

Es wurde festgestellt, daß Kinder, die mehr als ein halbes Jahr gestillt wurden, mit Abstand die geringsten Hautprobleme haben. Dies macht sich vor allem in der Tendenz zu Neurodermitis, Schuppenflechte und Allergien bemerkbar.

Tip

> Wird ein Kind ausschließlich mit Flaschennahrung gefüttert, dann sollten Sie nicht nur einer Marke Vorzug geben.

Das gilt ebenso für die sogenannte Gläschenkost. Diese ist meist besser als ihr Ruf, denn das Gemüse stammt oft aus biologischem Anbau und wurde frisch verarbeitet, so daß die wichtigen Vitamine bewahrt worden sind.

Für eine gesunde Haut ist es besonders wichtig, daß Ihr Kind viel trinkt. Gewöhnen Sie es frühzeitig daran, und geben Sie ihm zum Durststillen nur Wasser oder ungesüßten Tee. Frisch gepreßte Säfte aus Obst und Gemüse verdünnen Sie am besten mit Wasser.

Tip

> Damit Ihr Kind die Vitamine leichter aufnehmen kann, sollten Sie ihm entweder ein Stück Butterbrot reichen oder in die Flasche ein paar Tropfen eines pflanzlichen Öles geben. Fett verbessert die Aufnahmefähigkeit für Vitamine!

Führen Sie Ihre Kinder möglichst frühzeitig an eine **vollwertige Ernährung** heran. Das heißt, möglichst wenig

Auszugsmehl (weißes Mehl), statt dessen Vollkornbrot, Müsli, wenig Zucker, statt dessen Honig oder Ahornsirup, frisches Obst oder Gemüse (zum Stillen des kleinen Hungers reichen Sie Ihrem Kind am besten einmal einen Apfel oder eine gelbe Rübe), Nüsse, wenig Fleisch oder tierische Fette, dafür mehr Vollmilch, Joghurt, Quark und Käse.

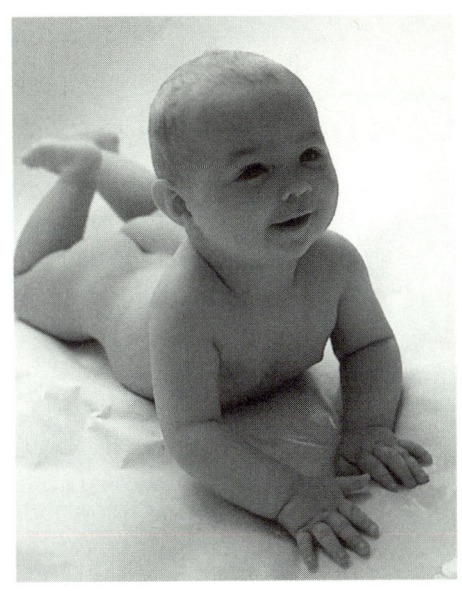

Auch wenn wir Erwachsenen uns mit einer Umstellung auf eine Vollwertkost schwer tun: Ein Kind, das diese Ernährung von Anfang an erhält, kennt diese Schwierigkeiten überhaupt nicht.

Nutzen Sie die Chance, wenn Sie sich schon lange vollwertig ernähren wollten. Wählen Sie diese Ernährungsform künftig für die ganze Familie, sobald sich Ihr Kind an feste Nahrung gewöhnt hat. Und den Erfolg werden Sie nicht nur an Ihrer oder Ihres Kindes gesunder Haut feststellen, sondern an einer vitalen und ausgeglichenen Gesamtkonstitution.

Vollwertkost verbessert nicht nur die Haut, sondern auch die gesamte Konstitution Ihrer Kinder.

6

Naturkosmetik zum Selbermachen

Als Naturkosmetikherstellerin freue ich mich, Ihnen aus meiner Erfahrung ein paar Tips zur Herstellung von Kosmetik für Babys und Kinder geben zu dürfen. Uns steht eine große Palette an pflanzlichen Wirkstoffen zur Verfügung: die besten Rohstoffe aus der Natur, mit denen wir die Haut pflegen, schützen und heilen können.

Die Rezepturen sind praktisch aufgebaut, die Rohstoffe können im frischen Zustand auch in kleinen Mengen bezogen werden. Als Bezugsquellen für selbstgemachte Kosmetik kommen Apotheken, Fachgeschäfte und Naturkostläden in Betracht.

Konservierungsmittel und Stabilisatoren sind in der kleinen privaten Kosmetikküche überflüssig; sie dienen der Industrie und dem Großhandel zur einfacheren Handhabung und garantieren den Verkäufern eine zeitlich fast unbegrenzte Abverkaufsmöglichkeit.

Tip

Beim Kauf von Kosmetik und Kosmetikrohstoffen sollten Sie immer darauf achten, daß ein Mindesthaltbarkeitsdatum angegeben ist.

Damit ist garantiert, daß es sich um ein Produkt handelt, das nicht übermäßig konserviert ist. (Der Gesetzgeber gibt vor, daß Produkte, die unter 30 Monate haltbar sind, mit einem Mindesthaltbarkeitsdatum ausgezeichnet werden müssen.)

Welche Geräte benötigen Sie?

Es versteht sich von selbst, daß Sie nicht die Möglichkeiten besitzen, mit Geräten der Kosmetikindustrie zu arbeiten. Deshalb sind auch die Rezepturen so ausgelegt, daß Sie mit den üblichen Küchengeräten zurechtkommen. Sie brauchen:
- einen Küchenquirl, noch besser einen Zauberstab
- ein hohes feuerfestes Glasgefäß
- einen niedrigen Wassertopf
- eine grammgenaue Waage (z.B. eine Briefwaage)
- eine Pipette (Größe: 1 Milliliter)
- mehrere Löffel (nicht aus Holz!) zum Umrühren
- ein Thermometer

Zum Aufbewahren der Cremes und Lotionen eignen sich Glasgefäße, die dicht verschließbar und gut zu reinigen sind. Aber auch die Plastikkruken aus der Apotheke erfüllen ihren Zweck.

- Rohstoffe und selbstgemachte Kosmetik müssen immer im Kühlschrank aufbewahrt werden!
- Desinfizieren Sie von Zeit zu Zeit den Deckel und den Dosenrand mit Alkohol, denn im Kühlschrank kann sich Kondenswasser am Gefäß niederschlagen, das Keimen einen idealen Nährboden bietet.
- Verwenden Sie die Produkte möglichst regelmäßig. Längeres Stehenlassen kann den frühzeitigen Verderb bewirken.

Tips für die Aufbewahrung

■ Für selbstgemachte Kosmetik gilt auch, daß die Creme nicht mit dem Finger entnommen werden darf. Damit würden Keime und Pilzsporen, die am Finger haften, eingebracht werden, die sich aufgrund der fehlenden Konservierungsmittel schnell vermehren könnten. Mit einem sauberen Glasspatel läßt sich dies verhindern!

Rezepturen für Hautcremes

Der einfacheren Handhabung halber empfiehlt es sich, die fetthaltige Basis in einer etwas größeren Menge vorzumischen. Sie hält sich an einem kühlen Ort in einem dunklen Gefäß etwa ein halbes Jahr.

Basiscreme

Sie benötigen für die Basiscreme:
- 20 g Bienenwachs
- 75 g Wollwachs
- 20 g Cetylalkohol
- 50 ml Jojobaöl
- 50 ml Avocadoöl
- 6 ml Vitamin E

Bienenwachs

Das **Bienenwachs** gibt der Creme Konsistenz und schützt die Haut vor aggressiven Umwelteinflüssen. Es sollte möglichst aus einer kontrolliert biologischen Zucht sein; ansonsten besteht die Gefahr, daß die Bienen wegen der Varoamilbe mit Insektiziden behandelt wurden.

Wollwachs

Das **Wollwachs** ist einer der wichtigsten Rohstoffe zur Pflege unserer Haut. Es ähnelt sehr unserem eigenen Hautschutz (Hydrolipidmantel) und ist deshalb ganz besonders gut verträglich. Wollwachs nährt, schützt und glättet; es eignet sich vor allem bei spröder und trockener Haut. In der Creme ist es der »Reißverschluß« (Emulgator), um die wäßrigen mit den fettigen Anteilen zu verbinden.

Für das Wollwachs stehen uns zwei verschiedene Arten zur Verfügung: Das adeps lanae anhydrid (das reine Wollfett der Schafe) und das Lanolin. Lanolin, das gern anstelle des Wollwachses verkauft wird, besteht nicht nur aus dem Wollfett, sondern auch aus dünnflüssigem Paraffinöl und Wasser. Die Rezepturen basieren auf adeps lanae anhydrid. Wird Lanolin verwendet, muß die Zugabe um 20 Prozent erhöht werden.

Tip

Achten Sie beim Einkauf auf pestizidfreie Qualität.

Cetylalkohol

Der **Cetylalkohol** wird aus Kokosöl hergestellt. Er glättet die Haut und ist ein wichtiger Zusatz zum Emulgator, vor allem bei einer Creme, die nicht mit den speziellen Rührwerken der Kosmetikindustrie hergestellt wurde. Ohne Cetylalkohol könnten sich Wasser und Fett bei eventuellen Temperaturschwankungen wieder voneinander trennen.

Jojobaöl

Das **Jojobaöl** ist ein wunderbarer Rohstoff in der Kosmetik. Es wird kaum ranzig und besitzt die Fähigkeit, Düfte (ätherische Öle) für lange Zeit an sich und damit an die Haut zu binden.

Avocadoöl

Avocadoöl macht die Haut zart und geschmeidig. Dank seiner besonderen Fettsäuren, kann es Wirkstoffe leichter in die Haut einschleusen. Man nennt diese Fähigkeit »Gleitschieneneffekt«. Ein weiterer Vorteil liegt darin, daß Avocadoöl die etwas schwere Eigenschaft des Wollwachses in der Creme aufhebt oder zumindest erheblich mindert.

Vitamin E

Vitamin E wirkt auf die Regeneration der Zellen ein und hat den angenehmen Effekt, Öle und Fette vor dem Ranzigwerden zu bewahren.

So wird's gemacht

- Geben Sie das Bienenwachs, den Cetylalkohol und das Wollwachs in ein Glasgefäß (im kochenden Wasserbad).
- Rühren Sie solange um, bis das Wachs geschmolzen ist.
- Fügen Sie anfangs tropfenweise, später in dünnem Strahl das Jojobaöl und das Avocadoöl hinzu, bis es sich vollkommen aufgelöst hat. Die Temperatur darf jetzt nicht mehr über 45 °C ansteigen.
- Rühren Sie das Vitamin E ein und füllen Sie die Schmelze in ein steriles Gefäß ab.

Beachten Sie

Diese Basisfettcreme ist die Grundlage für die weiteren Zubereitungen. Sie können sie aber auch als Handschutzcreme, Nagelbalsam und Lippenpflege einsetzen.

Anstelle des Jojobaöls und Avocadoöls können Sie auch ein anderes gut haltbares und möglichst kaltgepreßtes Öl verwenden. Olivenöl empfiehlt sich dafür besonders, denn es hat hervorragende Eigenschaften für die Haut und ist in guter Qualität leicht zu beschaffen. Aber auch Sonnenblumenöl eignet sich für diesen Zweck.

Baby-Schutzcreme

Die erste Creme, die schon bald nach der Geburt benötigt wird, ist eine Creme für Babys wunden Po. Die wirksamsten Bestandteile einer solchen Wundcreme sind die Azulene. Sie beruhigen die Entzündung und nehmen den Schmerz. Sie kommen in sehr vielen verschiedenen Pflanzen vor, wobei das Azulen der Kamille und der Schafgarbe am geeignetsten ist. Es ist von tief dunkelblauer Farbe, hemmt Entzündungen und heilt Wunden.

Kamillen-Baby-Schutzcreme

- 60 g Basiscreme
- 20 g Wollwachs
- 15 g Mandelöl
- 15 g Nachtkerzenöl (oder 30 g Mandelöl)
- 10 g Johanniskrautöl
- 5 Tropfen Azulen (50%ig)
- 1 ml Rosentinktur
- 40 g Kamillen- und Schafgarbenauszug
- 40 g Holunderhydrolat (Ersatz: Holunderblütenauszug)
- 2 Tropfen ätherisches Kamillenöl (oder nach Belieben ein anderes ätherisches Öl)

- Erwärmen Sie die Basiscreme und das Wollwachs im Wasserbad auf 50 °C.
- Fügen Sie das Mandelöl und das Nachtkerzenöl tropfenweise hinzu.
- Geben Sie die restlichen Inhaltsstoffe (bis auf das ätherische Öl) in ein zweites Gefäß und erhitzen Sie sie ebenfalls auf 50 °C.
- Für die Auszüge nehmen Sie 1 Eßlöffel getrocknete Blüten auf 100 ml kochendes Wasser.
- Lassen Sie das ganze etwa 8 Minuten ziehen und filtern Sie dann ab.
- Anschließend rühren Sie den wäßrigen Anteil der Rohstoffe mit dem Mixer tropfenweise in das Fett-Öl-Gemisch ein.
- Sobald die so gewonnene Creme auf 35 °C abgekühlt ist, geben Sie das ätherische Kamillenöl dazu und füllen die Creme in ein steriles Gefäß ab.

Geben Sie ätherische Öle immer erst zum Schluß dazu! Dann ist die Temperatur so niedrig, daß diese wertvollen Essenzen sich nicht mehr verflüchtigen können. Natürlich können Sie das ätherische Öl auch weglassen.

Anwendung und Wirkung	Diese Creme eignet sich nicht nur für wunde und entzündete Babypopos, sondern ist zugleich eine Allroundcreme für die ganze Familie, wenn es darum geht, gereizte, spröde und zu Entzündungen neigende Haut zu beruhigen (ich schätze sie vor allem als Handcreme!).

Vorsicht

Das Johanniskrautöl kann, wenn man damit in die Sonne geht, Irritationen hervorrufen. Das ätherische Öl sollte bei überempfindlichen Babys weggelassen werden. Tragen Sie die Creme nicht zu dick im Windelbereich auf die Haut auf und verteilen Sie sie gut. Es ist nicht notwendig, vor dem erneuten Auftragen die Creme abzuwaschen.

Malven-Rosen-Creme

Sie benötigen

– 35 g Basiscreme
– 15 g Mandelöl
– 15 g Nachtkerzenöl
– 1 ml (= 40 Tropfen) Malventinktur
– 1 ml Rosentinktur
– 40 g Rosen- und Malvenauszug
– 15 g Holunderhydrolat (Ersatz: Holunderblütenauszug)
– 2 Tropfen echtes ätherisches Rosenöl

So wird's gemacht

■ Erwärmen Sie die Basiscreme im Wasserbad auf 45 °C.
■ Geben Sie tropfenweise das Mandelöl und das Nachtkerzenöl hinzu.
■ Tun Sie die restlichen Inhaltsstoffe (bis auf das ätherische Rosenöl) in ein zweites Gefäß und erhitzen Sie auf 50 °C.
■ Dann rühren Sie die wäßrigen Anteile der Rohstoffe mit dem Mixer tropfenweise in das Fett-Öl-Gemisch ein.
■ Sobald die so gewonnene Creme auf 35 °C abgekühlt ist, fügen Sie das Rosenöl dazu.

- Anschließend füllen Sie die Creme in ein steriles Gefäß ab.

Diese herrlich nach Rose duftende Creme ist besonders für die trockene und spröde Haut geeignet. Sie beugt dem Pilzbefall der Haut vor (bei Babys: Soor).

Gute Erfahrungen habe ich mit dieser Creme auch bei Neurodermitis- und Psoriasis-Patienten gemacht, da sie den Juckreiz lindert und Entzündungen rasch zum Abklingen bringt. Um die Wirkung noch zu verstärken, wird anstelle des Mandelöls Nachtkerzenöl oder Hagebuttenöl empfohlen.

Lavendelcreme

- 35 g Basiscreme
- 30 g Olivenöl
- 1 Tropfen Azulen
- 5 ml Lavendeltinktur
- 50 ml Hibiskusblütenauszug
- 4 Tropfen ätherisches Lavendelöl

- Erwärmen Sie die Basiscreme im Wasserbad auf 50 °C.
- Fügen Sie tropfenweise das Olivenöl hinzu.
- Geben Sie die restlichen Inhaltsstoffe (bis auf das ätherische Lavendelöl) in ein zweites Gefäß und erhitzen Sie sie ebenfalls auf 50 °C.
- Für den Auszug nehmen Sie 1 Eßlöffel getrocknete Hibiskusblüten auf 100 ml kochendes Wasser.
- Lassen Sie das ganze etwa 8 Minuten ziehen und filtern Sie dann ab.
- Anschließend rühren Sie den wäßrigen Anteil der Rohstoffe mit dem Mixer tropfenweise in das Fett-Öl-Gemisch ein.
- Sobald die so gewonnene Creme auf 35 °C abgekühlt ist, geben Sie das ätherische Lavendelöl dazu und füllen die Creme in ein steriles Gefäß ab.

Anwendung und Wirkung

Diese erfrischende und herrlich duftende Creme lieben Kinder ganz besonders. Sie ist beruhigend und lindert den Juckreiz. Außerdem hält der Lavendelduft Insekten fern, was man früher in Form von getrockneten Lavendelsträußchen nutzte, die ins offene Fenster gehängt wurden. Die Lavendelcreme ist auch bei Hautkrankheiten mit starkem Juckreiz geeignet, wie Neurodermitis, Psoriasis, bei verschiedenen Allergien und Insektenstichen.

Tea-Tree-Creme

Sie benötigen

- 35 g Basiscreme
- 30 g Olivenöl
- 5 ml Propolistinktur
- 10 bis 30 Tropfen ätherisches Tea-Tree-Öl

So wird's gemacht

- Erwärmen Sie die Basiscreme im Wasserbad auf 50 °C.
- Fügen Sie das Olivenöl tropfenweise hinzu.
- Anschließend rühren Sie die Propolistinktur mit dem Mixer tropfenweise in das Fett-Öl-Gemisch ein.
- Sobald die so gewonnene Creme auf 35 °C abgekühlt ist, geben Sie das ätherische Öl dazu und füllen die Creme in ein steriles Gefäß ab.

Anwendung und Wirkung

Diese Creme eignet sich ganz besonders bei Pilzbefall der Haut (z.B. durch den Hefepilz Candida albicans). Täglich über einen vierwöchigen Zeitraum aufgetragen ist dieses Mittel eine äußerst verträgliche und reizfreie Möglichkeit, den Pilz zu behandeln. Auch bei wunden Hautstellen, Nagelbetteiterungen, Ekzemen und Herpes haben sich mit dieser Behandlung gute Erfolge gezeigt.

Thymiancreme

Sie benötigen

- 35 g Basiscreme
- 30 g Olivenöl
- 1 Tropfen Azulen

- 5 ml Thymiantinktur
- 5 ml Spitzwegerichauszug
- 4 Tropfen ätherisches Thymianöl

■ Erwärmen Sie die Basiscreme im Wasserbad auf 50 °C.
■ Fügen Sie das Olivenöl tropfenweise hinzu.
■ Geben Sie die restlichen Inhaltsstoffe (bis auf das ätherische Öl) in ein zweites Gefäß und erhitzen Sie sie ebenfalls auf 50 °C.
■ Für die Auszüge nehmen Sie 1 Eßlöffel getrocknete Blüten auf 100 ml kochendes Wasser.
■ Lassen Sie das ganze etwa 8 Minuten ziehen und filtern Sie dann ab.
■ Anschließend rühren Sie den wäßrigen Anteil der Rohstoffe mit dem Mixer tropfenweise in das Fett-Öl-Gemisch ein.
■ Sobald die so gewonnene Creme auf 35 °C abgekühlt ist, geben Sie das ätherische Thymianöl dazu und füllen die Creme in ein steriles Gefäß ab.

Die Thymiancreme ist besonders bei fettiger, zu Unreinheiten neigender Haut geeignet. Dies tritt bei Kindern in der Regel erst mit der Pubertät auf. Die hormonelle Umstellung beeinträchtigt den Stoffwechsel, was diese meist vorübergehende Hautirritation zur Folge hat. Dampfbäder mit Thymian oder Kamille können ebenfalls hilfreich sein.

Pflegende Hautöle

Hautöle werden als ergänzende Pflegemaßnahmen eingesetzt, am besten nach dem Baden, wenn die Haut durch heißes Wasser, Seife und zu langen Badeaufenthalt ihres natürlichen Fettfilms beraubt wurde. Achten Sie darauf, daß Sie das Öl gut in die Haut einmassieren.

> Die Haut sollte nie ausschließlich mit Ölen oder Fetten behandelt werden, da diese einseitige Pflege zur Trockenheit führt.

Beliebt sind Pflegeöle bei der Massage, denn sie ermöglichen ein geschmeidiges Arbeiten mit der Hand, ohne daß die Haut durch Zerren und Ziehen irritiert würde.

Aber auch für therapeutische Maßnahmen sind Hautpflegeöle gut geeignet, denn sie sind die Träger wertvoller ätherischer Öle und Essenzen, die durch die Hautbarriere hindurch ihre Wirkung im Organismus entfalten können.

»Windförderndes« Pflegeöl

Sie benötigen

– 75 ml Olivenöl, kaltgepreßt
– 20 ml Calendulaöl
– 3 ml ätherisches Fenchelöl
– 2 ml ätherisches Anisöl

So wird's gemacht

■ Geben Sie die Rohstoffe einfach in eine leere 100 ml große Glasflasche.
■ Schütteln Sie das ganze ein paarmal kräftig durch.

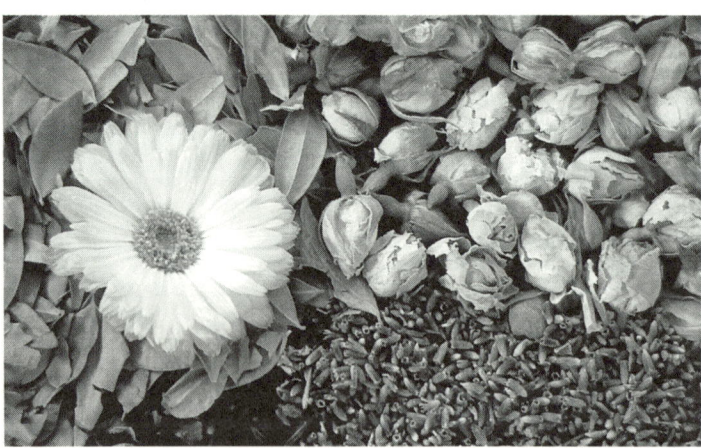

Dieses angenehm würzig riechende Öl wird dem Baby oder Kleinkind auf den Bauch aufgetragen, wenn es an Blähungen oder Verdauungsstörungen leidet. Wichtig ist das vorsichtige Einmassieren, mit der ganzen Hand auf der Bauchdecke. Dabei wird ein Kreis im Uhrzeigersinn beschrieben, der zwischen dem Bauchnabel und etwa drei Finger breit oberhalb der Geschlechtsorgane liegt.

Bei hyperempfindlicher Haut sollten Sie die ätherischen Öle etwas geringer dosieren und sie möglichst nicht an die Schleimhäute bringen. Schon nach kurzer Zeit wird der Erfolg »hörbar« bzw. »riechbar«.

Wirkung

Tip

Ein Tropfen dieser ätherischen Ölmischung im Milchfläschchen wirkt Wunder, um Blähungen zu vermeiden. Am besten beugen Sie vor, indem Sie in der kritischen Zeit generell einen Tropfen Fenchelöl oder Anisöl ins Abendfläschchen geben.

Vorsicht

Schütteln Sie die Flasche gut durch! Damit nicht versehentlich überdosiert wird, kann eine 20%ige Verdünnung mit Weizenkeimöl angesetzt werden. Man gibt dann über einen Tropfer die fünffache Menge ins Fläschchen.

Baden ist nicht nur ein Fest ...

... sondern kann auch zu therapeutischen Zwecken eingesetzt werden. Im warmen Wasser entspannen sich Haut und Muskulatur; dadurch können sich die ins Bad eingebrachten Wirkstoffe gut im Organismus entfalten.

Vorsicht

> Die Temperatur des Badewassers darf nicht zu hoch sein, sonst wird der Kreislauf überanstrengt und die Haut trocknet aus.

Die Dauer eines therapeutischen Bades sollte 25 Minuten nicht überschreiten. Das gilt besonders für die Salzbäder, aber auch für ein Ölbad, das einen hohen Anteil an ätherischen Ölen hat.

Fenchel-Ölbad

Sie benötigen

- 130 ml Olivenöl
- 30 ml Soja-Lecithin
- 40 ml ätherisches Fenchelöl

So wird's gemacht

- Schütten Sie das Olivenöl, das Soja-Lecithin und das Fenchelöl zusammen in eine dunkle 200 ml Flasche.
- Schütteln Sie alles gut durch.
- Wichtig: Da sich das Lecithin am Boden der Flasche absetzt, muß vor jedem Gebrauch gut durchgeschüttelt werden!
- Auf 10 l Badewasser geben Sie 5 ml Ölbad.
- Fügen Sie das Ölbad bei, während das heiße Wasser in die Wanne fließt. Verteilen Sie eventuell das Öl noch etwas mit der Hand im Wasser.

Wirkung

Die windfördernde Wirkung des Fenchelöls wird in der warmen Badewanne noch verstärkt, da es vermehrt auch über die Atemwege und die Haut aufgenommen wird. Bei empfindlicher Haut ist die Dosierung zu verringern. Nach dem Bad braucht die Haut nicht mehr eingecremt oder eingeölt zu werden. Das im Ölbad enthaltene Olivenöl wirkt ausreichend rückfettend.

Calendula-Ölbad

Sie benötigen

- 100 ml Mandelöl
- 65 ml Calendulaöl
- 30 ml Soja-Lecithin
- 5 ml Carotinöl
- für die nicht allergische Haut: ca. 20 bis 40 ml ätherisches Öl (z.B. passen hierzu Mandarine, Lavendel oder Geranium)

So wird's gemacht

- Geben Sie die Inhaltsstoffe in eine dunkle 200 ml Flasche.
- Schütteln Sie das ganze kräftig durch.
- Wichtig: Da sich das Lecithin am Boden der Flasche absetzt, muß vor jedem Gebrauch gut durchgeschüttelt werden!
- Auf 10 l Badewasser wenden Sie 5 ml Öl an.
- Fügen Sie das Ölbad bei, während das warme Wasser in die Wanne fließt, und mischen Sie gut durch.
- Calendulaöl wirkt rückfettend, so daß ein anschließendes Ölen oder Eincremen der Haut überflüssig ist.

Wirkung

Das Ölbad ist auch für hochempfindliche und zu Allergien neigende Babys und Kinder geeignet, denn es ist besonders mild und wirkt beruhigend auf diverse Hautreizungen. Bei normaler Haut können Sie es in beliebiger Form abändern, zum Beispiel mit bis zu 30 ml Ihres Lieblingsöls.

Vorsicht

Testen Sie zuerst in kleiner Dosierung, damit keine Reizungen auftreten.

Johanniskraut-Ölbad

Sie benötigen

- 100 ml Mandelöl
- 65 ml Johanniskrautöl
- 30 ml Soja-Lecithin

– (5 Tropfen Azulen)
– ätherisches Öl nach Belieben und Verträglichkeit

So wird's gemacht

■ Geben Sie die Inhaltsstoffe in eine dunkle 200 ml Flasche.
■ Schütteln Sie das ganze kräftig durch.
■ Wichtig: Da sich das Lecithin am Boden der Flasche absetzt, muß vor jedem Gebrauch gut durchgeschüttelt werden!
■ Auf 10 l Badewasser wenden Sie 5 ml Öl an.
■ Fügen Sie das Ölbad bei, während das warme Wasser in die Wanne fließt, und mischen Sie gut durch.
■ Johanniskrautöl wirkt rückfettend, so daß ein anschließendes Ölen oder Eincremen der Haut überflüssig ist.

Wirkung

Dieses Ölbad empfiehlt sich für die extrem trockene und zu Allergien oder Juckreiz neigende Haut. Das Azulen sollte nur dann eingesetzt werden, wenn es bei entsprechend allergischer Veranlagung auch vertragen wird.

Bei Psoriasis und auch Neurodermitis habe ich sehr gute Ergebnisse erzielt. Hier können Sie das Ölbad noch verbessern, indem Sie statt Mandelöl Nachtkerzenöl oder Wildrosenöl (Rosa-Mosqueta-Öl) einsetzen.

Erkältungs-Ölbad

Sie benötigen

– 140 ml Mandelöl oder Olivenöl
– 30 ml Soja-Lecithin
– 8 ml ätherisches Eukalyptusöl
– 8 ml ätherisches Rosmarinöl
– 8 ml ätherisches Myrtenöl
– 8 ml ätherisches Lavendelöl

So wird's gemacht

■ Geben Sie die Inhaltsstoffe in eine dunkle 200 ml Flasche.
■ Schütteln Sie das ganze kräftig durch.
■ Wichtig: Da sich das Lecithin am Boden der Flasche

absetzt, muß vor jedem Gebrauch gut durchgeschüttelt werden!
- ■ Auf 10 l Badewasser wenden Sie 5 ml Öl an.
- ■ Fügen Sie das Ölbad bei, während das warme Wasser in die Wanne fließt, und mischen Sie gut durch.

Das Ölbad wirkt rückfettend, so daß ein anschließendes Ölen oder Eincremen der Haut überflüssig ist.

Wirkung

Milch-und-Honig-Ölbad

- – 1 Liter Milch
- – 3 Eßlöffel Honig
- – 10 Tropfen ätherisches Mandarinenöl (bei hypersensibler Haut weglassen)

Sie benötigen

- ■ Vermischen Sie das ätherische Öl gut mit dem Honig.
- ■ Rühren Sie anschließend langsam die Milch unter.
- ■ Geben Sie die Mischung mit dem einfließenden heißen Wasserstrahl in die Wanne und verteilen Sie sie gut.

So wird's gemacht

Das Mandarinenöl kann durch den Lieblingsduft Ihres Kindes ersetzt werden; aber auch hier gilt: Dosieren Sie zunächst sparsam, um Hautreizungen zu vermeiden.

Dieses tolle Bad mögen alle Kinder und Babys. Es hilft der Haut in der trockenen Jahreszeit sich zu regenerieren.

Wirkung

Vorsicht bei Hautpilzen: Diese lieben sowohl den im Honig enthaltenen Zucker als auch das basische Milieu.

Blaues Meersalzbad

- – 100 g (Totes-)Meersalz
- – 4 Tropfen Azulen
- – 20 Tropfen ätherisches Lavendelöl
- – 20 Tropfen Soja-Lecithin

Sie benötigen

So wird's gemacht

- Mischen Sie alle Rohstoffe gut zusammen, bis das Salz gleichmäßig blau eingefärbt ist.
- Die Mischung ist auf 20 l Badewasser berechnet.

Wirkung

Salzbäder sollten nur zu therapeutischen Zwecken eingesetzt werden. Sie regen den Kreislauf stark an; deshalb ist es wichtig, die Dauer des Bades auf 20 Minuten zu begrenzen. Deshalb sollten Salzbäder auch nicht abends vor dem Einschlafen angewendet werden.

Das Meersalzbad empfiehlt sich besonders bei Auskühlung des Körpers, zur Vorbeugung vor Erkältungskrankheiten und bei einer Veranlagung zu trockener Haut, Neurodermitis und Psoriasis.

Tip

Nach dem Bad soll der Körper ruhen, um den Kreislauf nicht zu sehr zu belasten.

Haarpflege

Natürliche Haarshampoos, die schäumen, gibt es nicht. Das muß sich der naturbewußte Anwender klar machen.

Früher schlug man für die Haarwäsche ein Eigelb über den Kopf oder rieb spezielle Erden in das Haar. Der Pflegeeffekt konnte sich sehen lassen, aber die Haarpracht glänzte nicht.

Dem wurde abgeholfen, indem das Haar anschließend mit einer Essig- oder Bierspülung behandelt wurde. Diese natürliche Spülung ist leider deutlich am Geruch erkennbar und verständlicherweise nicht sonderlich geschätzt. Auch die gute alte Schmierseife wurde für die Reinigung der Haare eingesetzt, doch auch hier mußte das Haar mit Spülungen auf Hochglanz gebracht werden.

Von solchen Rezepturen habe ich nach einigen Versuchen Abstand genommen, da auch das Pflegeergebnis zu wünschen übrig ließ, von der Herstellung ganz zu schweigen.

Beachten Sie

Die Basis der folgenden Rezepturen bilden vor allem zwei Inhaltsstoffe:

- **Betain**, ein sehr mildes Tensid, das aus Kokosöl gewonnen wird und auch für die empfindliche Babyhaut geeignet ist.
- **Xanthan**, ein natürlicher Rohstoff aus Zucker, der als Gelbildner dient.

Babyshampoo

Sie benötigen

- 100 g Betain
- 100 ml Malventee (oder einfach Wasser)
- 10 ml Brennesseltinktur
- 1/2 Teelöffel Xanthan

So wird's gemacht

- Mischen Sie das Betain und Xanthan mit einem Mixer, bis die Paste glatt ist.
- Lassen Sie das ganze mindestens 5 Stunden quellen.
- Rühren Sie anschließend den abgekühlten Malventee (oder das kalte Wasser) in die Mischung ein.
- Am Schluß fügen Sie die Brennesseltinktur hinzu und füllen das Shampoo in eine dunkle 200 ml Flasche ab.
- Bewahren Sie das Shampoo im Kühlschrank auf, dann ist es ca. 3 Wochen haltbar.

Vorsicht

Verwenden Sie ein großes Rührgefäß, denn die Mischung schäumt sehr stark.

Kindershampoo

– 100 g Betain
– 100 ml Birkenblättertee (oder einfach Wasser)
– 10 ml Brennesseltinktur
– 1/2 Teelöffel Xanthan
– 5 bis 20 Tropfen ätherisches Mandarinenöl

■ Mischen Sie das Betain und Xanthan mit einem Mixer, bis die Paste glatt ist.
■ Lassen Sie das ganze mindestens 5 Stunden quellen.
■ Rühren Sie nun den abgekühlten Birkenblättertee (oder das kalte Wasser) in die Mischung ein.
■ Anschließend geben Sie die Brennesseltinktur hinzu.
■ Am Schluß fügen Sie das Mandarinenöl bei (oder ein anderes ätherisches Öl).
■ Bewahren Sie das Shampoo im Kühlschrank auf, dann ist es ca. 3 Wochen haltbar.

Kräuterhaarspülung

– 1 Eßlöffel Brennessel
– 1 Eßlöffel Spitzwegerich
– 1 Eßlöffel Birkenblätter
– 1 Eßlöffel Queckenwurzel
– 1 Eßlöffel Zinnkraut
– 100 ml 90%igen Alkohol (reiner Weingeist)
– 5 Tropfen ätherisches Zitronenöl
– 2 Eßlöffel guter Obstessig (möglichst kbA)
– 2 Eßlöffel Zitronensaft
– 1/2 l Wasser

■ Geben Sie die Brennessel, den Spitzwegerich, die Birkenblätter, die Queckenwurzel und das Zinnkraut in ein Gefäß und gießen Sie mit 90%igem Alkohol auf.
■ Lassen Sie die Kräutertinktur drei Wochen an einem dunklen Ort ausziehen (ab und zu schütteln) und filtern Sie schließlich ab.

- Mischen Sie 30 ml dieses Filtrats unter kräftigem Schütteln mit 5 Tropfen des ätherischen Zitronenöls.
- Anschließend fügen Sie den Obstessig, den Zitronensaft und das Wasser hinzu und füllen die fertige Spülung in eine dunkle Flasche ab.

Die Kräuterhaarspülung ist wunderbar geeignet für fettige und schuppige Haare, die gerade während der Pubertät für viele Jugendliche ein großes Problem darstellen. Die Spülung kräftigt den Haarboden und gibt dem Haar seidigen Glanz. Leichte Haarbodenirritationen werden durch die Kräuter beruhigt.

Wirkung und Anwendung

Wichtig ist bei der Anwendung, daß die Spülung gut in die noch nassen Haare und in die Kopfhaut einmassiert und danach mit kaltem Wasser kurz ausgespült wird.

Zusätzlich sollten Sie ein Kräuterhaarwasser aus der gleichen Tinktur benutzen:

Kräuterhaarwasser
- 30 ml Kräutertinktur (Herstellung s. unter Kräuterhaarspülung)
- 5 Tropfen ätherisches Melissenöl
- 70 ml Wasser

Sie benötigen

- Mischen Sie 30 ml der Kräutertinktur unter kräftigem Schütteln mit 5 Tropfen Melissenöl.
- Anschließend geben Sie 70 ml Wasser hinzu und füllen das Haarwasser in eine dunkle Flasche ab.

So wird's gemacht

Tragen Sie das Kräuterhaarwasser täglich mit einer Pipette direkt auf den Haarboden auf und massieren Sie es gut in die Kopfhaut ein. Es wirkt gut bei fettigem Haar und übermäßiger Schuppenbildung. Außerdem stärkt es die Haarwurzel und fördert den Haarwuchs.

Wirkung und Anwendung

111

Haarkur für sprödes Haar

Sie benötigen

– 2 Eigelb
– 1 Eßlöffel Honig
– 2 Eßlöffel Kameliensamenöl (falls nicht erhältlich, nehmen Sie Mandelöl oder Avocadoöl)
– 20 ml Bier

So wird's gemacht

- Geben Sie die Zutaten in ein Gefäß und verquirlen Sie alles miteinander.
- Anschließend verteilen Sie die Haarkur auf die frisch gewaschenen und noch feuchten Haare.
- Bedecken Sie Ihre Haare mit einer Plastikhaube und umwickeln Sie das ganze mit einem Frottiertuch.
- Lassen Sie die Haarkur eine halbe Stunde einwirken.
- Anschließend spülen Sie Ihre Haare möglichst mit sauberem Regenwasser, mit normalem Wasser, mit einem Schuß Essig oder mit Zitronensaft gut aus.

Wirkung

Kameliensamenöl ist das Haaröl in den fernöstlichen Ländern. Leider ist es in Deutschland nur schwer zu bekommen, am ehesten noch in Naturkostläden oder im Spezialversand (s. Bezugsquellen, Seite 121).

Eigelb und Honig kräftigen und nähren das trockene und spröde Haar, während das Bier festigend wirkt.

Besonders bei Kindern mit feinem Haar, aber auch nach längerer Einwirkung von Salzwasser und Sonne sollte diese Haarkur eingesetzt werden (einmal wöchentlich). Auch während der Pubertät kann das Haar vorübergehend spröde und trocken werden.

Wind-, Wetter- und Sonnenschutz

Wind- und Wetterschutzcreme

Sie benötigen

– 35 g Basiscreme (Herstellung s. Seite 94)
– 30 ml Jojobaöl

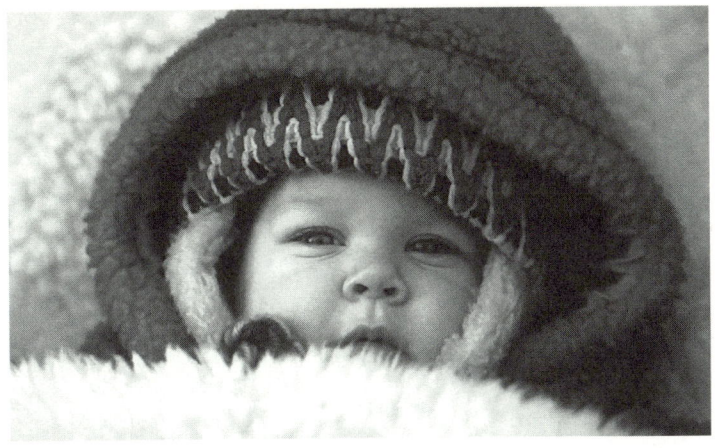

- 2 Tropfen ätherisches Zitronenöl
- 5 Tropfen Vitamin E (Tocopherol)

■ Erwärmen Sie die Basiscreme leicht.
■ Fügen Sie die Öle hinzu und rühren Sie gut um.

So wird's gemacht

Eine Wind- und Wetterschutzcreme soll in erster Linie den Kältereiz schlechter Witterung auf der Haut mindern. Deshalb muß sie einen möglichst hohen Fettanteil besitzen.

Wirkung

Sonnenschutzcreme

- 35 g Basiscreme (Herstellung s. Seite 94)
- 1 ml Carotinöl
- 10 ml Haselnußöl
- 10 ml Walnußöl
- 10 ml Sesamöl
- 55 ml Calendulaauszug
- 5 Tropfen ätherisches Geraniumöl
- 3 Tropfen Vitamin E (Tocopherol)

Sie benötigen

■ Erwärmen Sie die Basiscreme im Wasserbad auf 50 °C.
■ Fügen Sie das Carotinöl, Haselnußöl, Walnußöl, Sesamöl und das Vitamin E tropfenweise hinzu.

So wird's gemacht

Lassen Sie Ihr Kind nur kurz und nur gut eingecremt in die Sonne.

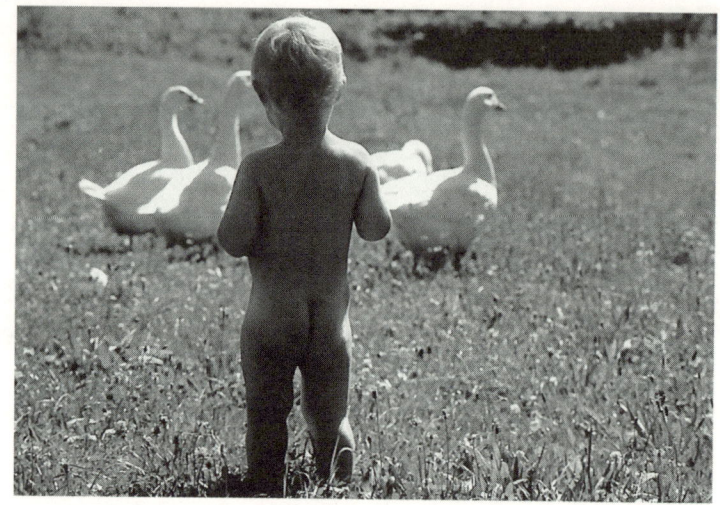

- Für den Auszug nehmen Sie 1 Eßlöffel getrocknete Calendulablüten auf 100 ml kochendes Wasser.
- Lassen Sie das ganze etwa 8 Minuten ziehen und filtern Sie dann ab.
- Anschließend rühren Sie den wäßrigen Anteil der Rohstoffe mit dem Mixer tropfenweise in das Fett-Öl-Gemisch ein.
- Sobald die so gewonnene Creme auf 35 °C abgekühlt ist, geben Sie das ätherische Geraniumöl dazu und füllen die Creme in ein steriles Gefäß ab.

Wirkung

Die Zusammensetzung der fetten Öle ist so aufeinander abgestimmt, daß ein guter natürlicher Sonnenschutz entsteht; der entsprechende Sonnenschutzfaktor liegt im Bereich von etwa 4 bis 5, je nachdem, wie gut die Haut das Öl aufnimmt.

Achtung

Diese Hautcreme ist nur wenig wasserfest und muß bei Bedarf (z.B. nach dem Schwimmen) wieder erneuert werden.

Sonnenöl

- 30 ml Walnußöl
- 30 ml Sesamöl
- 30 ml Kukuinußöl (ersatzweise: Haselnußöl)
- 3 ml Carotinöl
- 2 Tropfen Azulen
- 6 Tropfen Vitamin E
- ca. 20 Tropfen ätherisches Öl nach Belieben (keine Zitrusöle)

Sie benötigen

- Schütten Sie alle Öle zusammen in eine dunkle Flasche.
- Mischen Sie gut durch.

So wird's gemacht

Je besser das Sonnenöl in die Haut einmassiert wird, desto höher sind die Schutzwirkung und die Haltbarkeit bei Wasser. Auch hier bewirken die eingesetzten fetten Öle einen natürlichen Sonnenschutz.

Wirkung und Anwendung

After-Sun-Öl

- 30 ml Kukuinußöl (ersatzweise Haselnußöl)
- 30 ml Johanniskrautöl
- 30 ml Aloe-Vera-Öl
- 2 Tropfen Azulen

Sie benötigen

- Geben Sie alle Bestandteile zusammen in eine dunkle Flasche.
- Schütteln Sie kräftig durch.

So wird's gemacht

Dieses Öl wird eingesetzt, wenn die Haut bereits unter der Sonneneinstrahlung gelitten hat, wenn also ein mehr oder weniger starker Sonnenbrand aufgetreten ist. Das Kukuinußöl ist eines der wirksamsten Öle bei Verbrennungen, ebenso das Aloe-Vera-Öl.

Tragen Sie das After-Sun-Öl mehrmals am Tag vorsichtig auf die befallenen Hautpartien auf.

Anwendung und Wirkung

7 KAPITEL Einkaufstips

Um gute Kosmetik herstellen zu können, müssen die dafür benötigten Rohstoffe ebenfalls gut sein. Das gilt besonders für die Kräuter. Ideal wäre es natürlich, wenn sie frisch aus dem eigenen Garten stammen.

Wer darauf angewiesen ist, **Kräuter** zu kaufen, sollte unbedingt auf Heilkräuter aus kontrolliert-biologischem oder biologisch-dynamischem Anbau zurückgreifen. Diese erhalten Sie in gut sortierten Naturkostläden.

Vorsicht

Verwenden Sie keine Kräuter, die monatelang in einer bereits angebrochenen Tüte vor sich hin gegammelt haben. Getrocknete Kräuter sollten nicht älter als maximal zwei Jahre sein und an einem luftigen und trockenen Ort aufbewahrt werden.

Geben Sie Acht auf die Öle, die Sie einsetzen möchten. Hier ist Frische oberstes Gebot, denn mit einem fast ranzigen Öl kann man keine Kosmetik herstellen, die einen pflegenden und sogar heilenden Effekt haben soll.

Vorsicht

Ranzige Öle können Hautreizungen und Allergien verursachen!

- Verwenden Sie am besten nur kaltgepreßte Öle aus kontrolliert-biologischem Anbau.
- Achten Sie beim Kauf auf das Mindesthaltbarkeitsdatum, denn die Haltbarkeit der Kosmetik wird vor allem durch die Haltbarkeit des verwendeten Öles bestimmt.
- Verwahren Sie die Öle in einer dunklen Flasche an einem kühlen Ort, denn sie sind licht- und temperaturempfindlich.

Die in den Rezepturen angegebenen **Wachse** sind von der Haltbarkeit her unproblematisch. Es ist aber schwierig, eine Qualität zu bekommen, die frei von Schadstoffen wie Pestiziden und Insektiziden ist.

Tip

> Achten Sie deshalb beim Kauf von Wachsen darauf, daß Ihnen der Verkäufer bestätigt, um welche Qualität es sich handelt (s. auch Bezugsquellen, Seite 120).

Eigenartigerweise werden diese Rohstoffe in den Apotheken nicht pestizidkontrolliert angeboten. Das liegt daran, daß die Apotheken an DAB-Qualität gebunden sind und somit nach anderen Kriterien auswählen als der/die ökologisch orientierte Verbraucher/in. Das befremdet insofern, da die Gesundheit durch diese Schadstoffe stark beeinträchtigt werden kann.

Ganz entscheidend ist die Qualitätsfrage bei den **ätherischen Ölen.** Sie werden sehr oft als synthetische Produkte oder als Parfum angeboten. Gehen Sie sicher, daß es sich um ein **reines** ätherisches Öl handelt. In der Regel können Sie im Naturkostladen, aber auch in den Apotheken davon ausgehen, daß dies der Fall ist.

Diese teuren Essenzen sollten in gut verschlossenen Fläschchen aufbewahrt werden, da sie sich leicht verflüchtigen können.

117

Die Wirkstoffe Azulen, Cetylalkohol, Vitamin E und Carotinöl besorgen Sie sich am besten in der Apotheke oder im Versandhandel.

Tips zum Kauf von Pflegeartikeln für Babys und Kinder

Eigentlich brauche ich hier nicht mehr viel zu sagen, denn in den vorangegangenen Kapiteln habe ich deutlich gemacht, was für die zarte Baby- oder Kinderhaut zuträglich ist oder nicht. Deshalb beschränke ich mich auf ein paar kurze Stichworte, um Ihnen die wichtigen Punkte noch mal ins Gedächtnis zu rufen.

Diese Stoffe sollten **nicht** enthalten sein:
- mineralische Öle (Paraffine)
- (synthetische) Parfümierung
- Konservierungsmittel
- künstliche Sonnenschutzfaktoren

Da erst ab dem Jahr 2000 damit gerechnet werden kann, daß alle Kosmetika in den Verkaufsregalen eine Volldeklaration auf dem Etikett besitzen müssen, sind Sie jetzt noch darauf angewiesen, die Verkäufer nach den Inhaltsstoffen zu fragen.

Gerade die Konservierungsmittel werden vom Hersteller gern verschwiegen, da sie in dem zweifelhaften Ruf stehen, Allergien zu verursachen.

Einige (Natur-)Kosmetikhersteller haben sich in einem Verband formiert, dem IHTK (Internationaler Herstellerverband gegen Tierversuche in der Kosmetik). Der IHTK hat sich zum Ziel gemacht, nur solche Produkte anzubieten, für die keine Tierversuche durchgeführt wurden.

Die Hersteller verpflichten sich nicht nur, keine Tierversuche durchzuführen, sondern sie verwenden auch keine Rohstoffe, die nach 1979 im Tierversuch getestet wurden.

Um dies überprüfbar zu machen, müssen die Mitglieder des IHTK ihre Produkte vollständig deklarieren – ein weiterer Pluspunkt für die Verbraucher.

Tip

Diese Produkte sind gekennzeichnet durch einen Hasen mit einer schützenden Hand darüber.

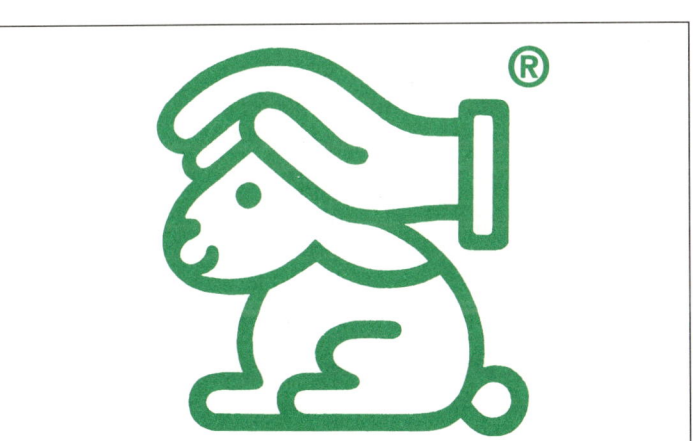

Achtung: Leider ist der Begriff **BIO** nach wie vor ungeschützt und wird von den Kosmetikherstellern kräftig mißbraucht. Am ehesten erhalten Sie eine natürliche Baby- und Kinderpflege in den Naturkostläden oder im Naturversandhandel (s. Bezugsquellen, Seite 120ff.).

Bezugsquellen

Fette, Öle, Wachse

B & W Fachversand GmbH
Grenzweg 7
42555 Velbert
Tel. 0 20 52/9 52 40
Fax 0 20 52/95 24 49

Gebhardt Naturkosmetik GmbH
St.-Wendelin-Straße 3
86935 Rott-Pessenhausen
Tel. 0 81 94/6 79
Fax 0 81 94/17 97

Henry Lamotte GmbH
Auf dem Dreieck 3
28197 Bremen
Tel. 04 21/5 23 90
Fax 04 21/5 23 91 99

Naturalia
Hüttenthaler Straße 42
64756 Moosautal
Tel. 0 60 62/6 15 54
Fax 0 60 62/ 6 15 90

Naturkostläden

Panda Versand GmbH
Postfach 0622
76260 Ettlingen
Tel. 0 72 43/7 00 80
Fax 0 72 43/70 08 50

Waschbär
Abrichstraße 4
79108 Freiburg
Tel. 07 61/1 30 60
Fax 07 61/1 30 62 39

Ätherische Öle, Aromalampen, Hydrolate

B & W Fachversand GmbH
Grenzweg 7
42555 Velbert
Tel. 0 20 52/9 52 40
Fax 0 20 52/95 24 49

La Balance
Am Wolfgangsberg 5/1
88299 Leutkirch
Tel. 0 75 61/23 52
Fax 0 75 61/69 52

Primavera GmbH
Am Fichtenholz 5
87477 Sulzberg
Tel. 0 83 76/80 80
Fax 0 83 76/8 08 42

Regenbogen
Borsigallee 55
60388 Frankfurt/Main
Tel. 0 61 09/3 28 48
Fax 0 61 09/3 28 12

Waschbär
Abrichstraße 4
79108 Freiburg
Tel. 07 61/1 30 60
Fax 07 61/1 30 62 39

Ohrkerzen

Gebhardt Naturkosmetik GmbH
St.-Wendelin-Straße 3
86935 Rott-Pessenhausen
Tel. 0 81 94/6 79
Fax 0 81 94/17 97

Pestizidfreies Wollwachs

Gebhardt Naturkosmetik GmbH
St.-Wendelin-Straße 3
86935 Rott-Pessenhausen
Tel. 0 81 94/6 79
Fax 0 81 94/17 97

Henry Lamotte GmbH
Auf dem Dreieck 3
28197 Bremen
Tel. 04 21/5 23 90
Fax 04 21/5 23 91 99

Naturalia
Hüttenthaler Straße 42
64756 Moosautal
Tel. 0 60 62/6 15 54
Fax 0 60 62/ 6 15 90

Naturkostläden

Pestizidfreies Bienenwachs

Gebhardt Naturkosmetik GmbH
St.-Wendelin-Straße 3
86935 Rott-Pessenhausen
Tel. 0 81 94/6 79
Fax 0 81 94/17 97

Kerinos Bienenprodukte GmbH
Hofgut Fischermühle
72344 Rosenfeld
Tel. 0 74 28/93 54 40
Fax 0 74 28/93 54 50

Rhön Biene
Am Schloßgarten 3
36132 Eiterfeld
Tel. 0 66 72/78 27
Fax 0 66 72/78 27

Vitamin E, Carotinöl, Azulen, Xanthan, Betain, Soja Lecithin, Cethylalkohol

Apotheken

Hobbythek

Spinnrad

Totes Meer Salz, Black Mud

Gebhardt Naturkosmetik GmbH
St.-Wendelin-Straße 3
86935 Rott-Pessenhausen
Tel. 0 81 94/6 79
Fax 0 81 94/17 97

Badestrand Naturversand
Bismarckstraße 1
76833 Siebeldingen
Tel. 0 63 45/70 08
Fax 0 63 45/77 03

Kameliensamenöl, Kukuinußöl

Gebhardt Naturkosmetik GmbH
St.-Wendelin-Straße 3
86935 Rott-Pessenhausen
Tel. 0 81 94/6 79
Fax 0 81 94/17 97

Kosmetiksalons

Panda Versand GmbH
Postfach 0622
76260 Ettlingen
Tel. 0 72 43/7 00 80
Fax 0 72 43/70 08 50

Tinkturen

Apotheken

Kräuter

Apotheken

Naturkostläden

Teeläden

Empfohlene Literatur

Barbara Ahr: Babymassage.
Trias Verlag, Stuttgart 1989

Jane Dye: Aromatherapie für Mutter und Kind.
AT-Verlag, Aarau 1995

Allison England: Aromatherapie für Mutter und Kind.
Wilhelm Heyne Verlag, München 1996

Jürgen Kaiser, Ulrike Kaiser: Reflexzonenmassage bei
Kindern.
Orac Verlag, Wien 1996

Daniel Knop: Selbstbehandlung durch Akupressur.
Ennsthaler, Steyr 1986

Kevin Kunz, Barbara Kunz: Das große Buch der Reflexzonenmassage.
Heyne, München 1996

Aljoscha Schwarz, Ronald Schweppe: Reflexzonenmassage für Gesundheit und Wohlbefinden.
Aurum, Braunschweig 1993

Sachregister